必ず役立つ介護食

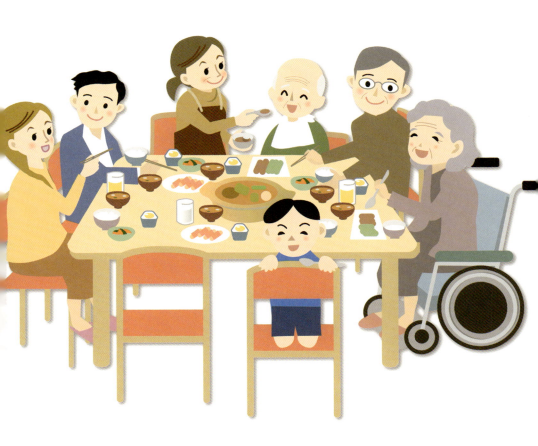

「食べる」ということ

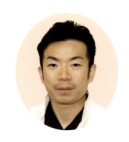

公立能登総合病院 歯科口腔外科 部長
食力の会 代表　長谷　剛志

「あなたが作る料理のおいしさを少しでも感じていたいからね・・・俺は幸せ者だよ」
　そう微笑んで豆腐プリンを一口食べました。
「ごちそうさま・・・おいしかったよ・・・ありがとう・・・」
　そう感謝を伝え、息を一つしてみせました。それが父との最期の思い出です。食べる父の姿に私たち家族も救われました。「食べる」ことの大切さに気づかせてもらいありがとうございました・・・。
　4年前に亡くなった患者様のご家族からいただいた手紙に涙が止まりませんでした。
　もし、あなたにとって大切なひとが、寝たきりや認知症により食べることが不自由になったとき、あなたは一体何をしてあげたいと思うでしょうか・・・。
　「食べる」ということは、栄養をとるだけが目的ではあ

りません。食を楽しむ心理的満足、生活リズムの調整、口の運動（唾液の分泌）、コミュニケーションの手段など生活には欠かせない様々な効果をもたらします。老いて介護が必要な状態となっても決して口から「食べる」ことを簡単にあきらめないでください。少しでも可能性があれば、人間として食べる喜びを感じ、料理を楽しみ、限られた時のなかで大切なひとと過ごす食卓の在り方について考えてはみませんか？

　年をとって噛む力（咀嚼）や飲み込む力（嚥下）が衰えても、あるいは認知症で入れ歯を嫌がる状態になっても、調理の一工夫で食べやすい形態（介護食）に変化すれば食べることはできるのです。昔好きだったものや郷土の料理、お祭りのときに食べた懐かしい味など大切なひととの思い出のなか、記憶をたどって作る「介護食」は、きっと食べていただくひとのお腹と心を満たし、癒しを提供してくれるでしょう。本書には、そんな魔法の料理ともいうべき「介護食」のレシピがたくさん載っており介護生活をサポートするうえで、必ず役立つ内容に構成されています。「介護食」を作る楽しみと食べていただく喜びを見つける一助になればと願います。

生きる喜びを
つなぐ食事を

国保野上厚生総合病院　病院長

柳岡　公彦

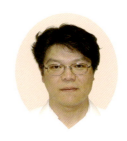

　超高齢化社会へ進む我が国において、介護の問題は社会の切実な課題です。介護をサポートしていくうえで、大切なことのひとつに栄養摂取があげられます。咀嚼力や嚥下機能に問題が生じると口から食べることが困難になります。そういう方のために形態を調整し、調理方法を工夫し、食べやすくした食事が「介護食」です。高齢者に関しては、食べていないことで免疫・抵抗力が落ちて病気になり、さらに食欲低下が増悪するという悪循環に陥りやすいと考えられています。食べることは免疫・抵抗力を上げるだけでなく、生きていくうえでの大きな楽しみでもあります。また、五感を刺激し、脳の活動を活発化させ、生きる喜びにつながります。

　この「必ず役立つ介護食」は当病院の嚥下が困難な患者さんの個々の状態に合わせて安全・安心な食事の提供

に取り組む管理栄養士、調理師が石川県栄養士会の食育グループ、食力の会が共同で考案したレシピ集です。当病院では各地で安心して美味しく食べていただける介護食のデモンストレーションの講座を行い、普及に努めています。今後はこのレシピ集を使っての講座も開催される予定です。本書は決して食べやすいだけではなく、おいしさを追求し、視覚でも食欲を増進すること、さらに栄養のバランスを繊細に考え抜いた料理のアイデアに溢れています。一日の流れの中で、食事の存在は非常に大きく、行動に制限のある高齢者にとって食事は一日の楽しみのひとつです。安全面だけ重要視すれば、その食事が魅力のないものになり生活の喜びを奪ってしまいます。どうか本書のレシピ集を読んで、ひとりでも多くの方が生きる喜びをつなぐ食事の場面をつくりだしていただけるよう、また私達がそのお手伝いさせていただけることを願っています。

目次 CONTENTS

- 「食べる」ということ ……… 2
- 生きる喜びをつなぐ食事を ……… 4

- 本書の使い方 ……… 8
- ゲル化剤を使いこなそう ……… 9
- とろみ剤を使いこなそう ……… 10
- メーカーによる分量の違い ……… 11
- 食べる力と食形態について ……… 12

介護食の作り方

- オムレツの作り方 ……… 16
- 市販の惣菜を使った
 金時豆(煮豆)の作り方 ……… 18

難易度😊
- 厚焼きたまご ……… 20
- ほうれん草のお浸し ……… 21
- きゅうりとワカメの酢の物 ……… 22
- こんにゃくの田楽 ……… 24
- トマトサラダ ……… 25
- 梅干し ……… 26
- たくあん ……… 27
- かぼちゃの茶巾しぼり ……… 28
- バナナプリン ……… 29
- 豆腐のクリームチーズ風ムース ……… 30
- 黒糖わらびもち ……… 31

難易度😊
- 豚肉の煮物 ……… 32
- 豚の味噌煮 ……… 34
- 肉豆腐 ……… 35
- ぶりの照り焼き ……… 36
- 焼きサバの和風カレーあん ……… 37
- オムレツ ……… 38
- サーモンとホタテのテリーヌ ……… 40
- かぼちゃと鶏ひき肉のゼリー寄せ ……… 41
- 彩り中華和え ……… 42
- 昆布豆ゼリー ……… 44

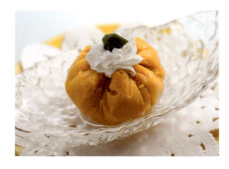
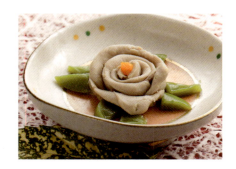

おかき	45
和風カステラ	46
端午の節句こいのぼりゼリー	47
ぜんざい	48
アップルキャロットゼリー	49

難易度 😣

天津飯	50
ハンバーグ	52
筑前煮	54
ロールキャベツ	56
すき焼き	58
モンブラン	60
クリームソーダ	61

惣菜利用

鮭の塩焼き	64
デミグラスハンバーグ	65
豚ロース生姜焼き	66
金時豆	67

ポリ袋を使った 介護食の作り方

ポリ袋を使った介護食の手順	70
全粥ゼリー	72
さつまいもシチュー	73
大根の田楽	74
じゃがいもの梅肉和え	75
芋羊かん	76
プルーンの紅茶煮	77

Dr.長谷からの伝言板

かむかむチェックシート	80
食を楽しむ口をつくる！	82
あいうえおストレッチ	83
リップタントレーニング	
あなたの噛む回数は多い？少ない？	84
おわりに	
あとがき	86

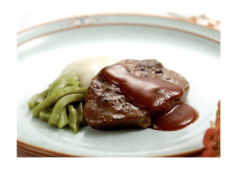
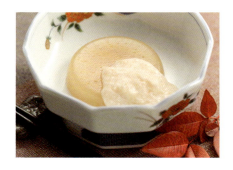

本書の使い方

必要なもの

実際に調理をするときは、以下のものをご用意ください。

- ブレンダー
- 鍋
- 泡だて器
- 流し型
  （食器、サランラップ、クッキングシートで代用可能）

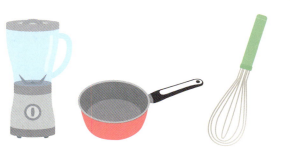

＊ブレンダー：少量でも使用できるミニサイズがおすすめ。ハンドミキサーでも OK。

- ゲル化剤
  （ソフティア G）
- とろみ剤
  （つるりんこ Quickly）

※本書ではこの2品を使用しています。

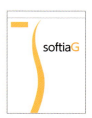 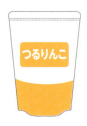

難易度別マーク

本書にはそれぞれのレシピにおける調理の難易度を示すマークがついています。手軽に作ることが出来るものから、手の込んだものまでありますので、参考にしてみてください。

ゲル化剤を使いこなそう

ゲル化剤　「固形化補助食品」とも呼ばれています。液状の食品やブレンダーにかけた食品を、ゼリーのようなまとまった形にするためのものです。

ソフティアGの使い方

ブレンダーにかけた食材にソフティアGを加え、85℃以上に加熱し、しっかり混ぜてください。その後、40℃以下に冷ますとゼリー化します。

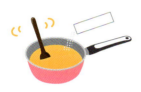

ブレンダーにかけた食材にソフティアGを加えます。

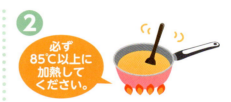

かきまぜながら85℃以上に加熱します。

必ず85℃以上に加熱してください。

※加熱が足りないと固まらないことがあります。

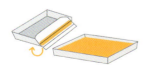

冷めないうちに型に流し込み、粗熱をとって冷蔵庫で冷やし固めます。

※ラップなどを使うと、よりリアルに成形できます。

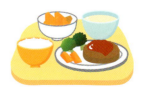

固まったら、適度な大きさに切り分け盛り付けます。

※温めて召し上がる場合には、湯せんなどで温めてください。60℃までゼリーは溶けません。

とろみ剤を使いこなそう

とろみ剤 「とろみ調整食品」や「増粘剤」とも呼ばれています。誤嚥を防ぐ目的で、お茶や水、汁物などの液体にとろみを付けるためのものです。とろみの程度は下表のように3段階に分けて使用します。

	薄いとろみ	中間のとろみ	濃いとろみ
	スプーンを傾けるとすっと流れ落ちる	スプーンを傾けるととろとろと流れる	スプーンを傾けても、形状がある程度保たれ、流れにくい
つるりんこQuickly	1.0g	2.0g	3.0g
ソフティアS	1.0g	2.0g	3.0g
トロミパワースマイル	0.5g	1.3g	2.0g

*「日本摂食・嚥下リハビリテーション学会嚥下調整食分類2013」参照
※各とろみ剤の目安量は水100mℓに対してのものです。
本書では、一部のとろみ剤を紹介しています。使いやすいものを選択して下さい。

メーカーによる分量の違い

ドラッグストアなどで、とろみ剤として多くの商品が並んでいますが、各商品に表示されている「中間のとろみ」目安量（水100ml あたり）の基準分量を比べてみると、バラつきがあることがわかります。とろみ剤はどれも同じだろうと、安易に使わず、必ず商品の袋や箱の裏面を見て確認しましょう。

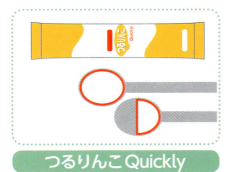

つるりんこQuickly
2.0g（小さじすりきり1.5杯）

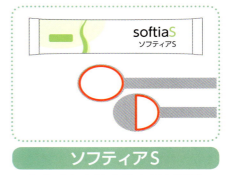

ソフティアS
2.0g（小さじすりきり1.5杯）

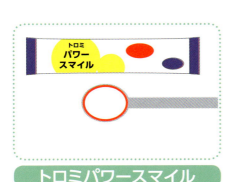

トロミパワースマイル
1.3g（小さじすりきり1杯）

※ここでは「中間のとろみ」を例にあげていますが、個人に応じた適切なとろみの程度は医師や管理栄養士など専門家に相談しましょう。

食べる力と食形態について

ふとした拍子にお茶でむせたり、ぱさぱさしたお菓子が口にたまったりした経験はありませんか？本来、食べ物は噛むことで口の中で唾液と混ざりあい、やわらかく、まとまりのある塊となって飲み込まれます。しかし、年をとると以下のような症状が見られるようになります。

噛む力が弱くなる

- 年をとると歯の数が少なくなって噛む力が弱くなると同時に、唾液の量も少なくなることがわかっています。
- その結果、口の中でうまく食べ物の塊を作ることができず、飲み込むときに喉の奥に残り、それが気管へ入り込んで誤嚥性肺炎を起こす原因となることがあります。
- 食べやすいように細かく刻んだ食べ物は噛む力が低下している場合には助けとなりますが、喉の奥でばらけやすく逆に危険につながることも多いのです。

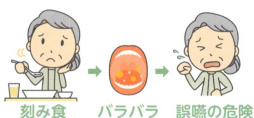

刻み食 → バラバラ → 誤嚥の危険

飲み込む力が弱くなる

- 年をとると筋力が低下して「ごっくん」という喉の動き（嚥下）が遅くなってしまいます。また、飲み込みの時にタイミングがずれたりすることが多くなります。
- すると、サラサラとしたお茶や水などが喉に流れ込むスピードに対応できずにむせてしまいます（誤嚥）。

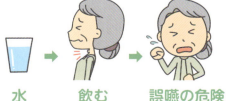

水 → 飲む → 誤嚥の危険

ではどうすればうまく食べられるのでしょうか？そのヒントの一つが本書にあるような介護食の作り方です。ゼリー状に固めたり、水分や細かく刻んだ食べ物には「とろみ」をつけてまとまりを持たせることで、喉に流れ込むスピードを緩やかにします。

そうすることで飲み込みの力が低下した高齢者でも安全に食事を楽しむことができるのです。

●誤嚥しやすい食べもの

ばらばらしたもの	きざみ食、豆類、生野菜、ごま など
ぱさぱさしたもの	パン、バウムクーヘン、ビスケット、焼き魚 など
さらさらしたもの	水、お茶、ジュース、味噌汁 など
噛むと水分が出るもの	ミカン、すいか、がんもどき、高野豆腐 など
のどにつまりやすく細かくても危険なもの	もち、白玉もち、練り物（カマボコ類）、のり、わかめ など
まる飲みしやすいもの	コンニャク、ところてん など

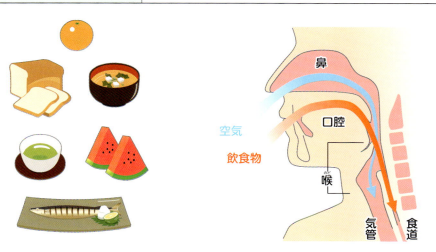

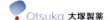

日常の食事がとりづらいとき、いかに栄養をとるか。

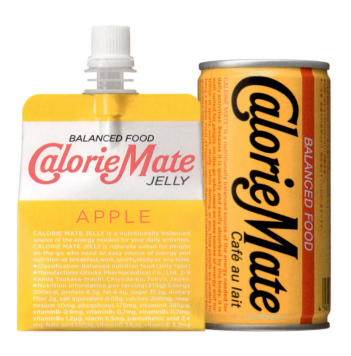

医療の現場が求めた、栄養バランスがあります。

十分に食事がとれない人に、いかに栄養をとってもらうか。実は、カロリーメイトのルーツは、そんな発想から生まれた「流動食」[*1]でした。その流動食は体に負担をかけずに、必要な栄養素がバランス良くとれる。製薬会社ならではの技術が、多くの医療関係者から高く評価されました。そのノウハウを活かし、栄養補助食品として様々なシーンで使っていただけるよう開発されたのがカロリーメイトです。タンパク質、脂質、糖質に加え、11種類のビタミンと6種類のミネラル[*2]を含み、毎日の生活に必要な栄養素で、健康を気づかう人の食生活をサポートします。

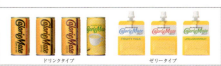

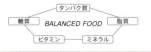

製品に関するお問い合わせ　0120-550708　お客様相談室へ　http://www.otsuka.co.jp/cmt/
*1 1979年カロリーメイトの原点である「ハイネックス-R」が開発されました。*2 カロリーメイトゼリーの場合、ビタミンは10種類、ミネラルは4種類です。

介護食の作り方

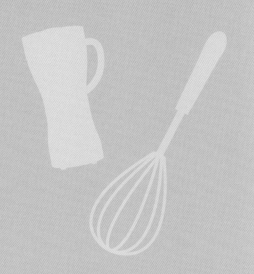

オムレツの作り方

日頃から料理によく使う材料の卵を使って簡単でおいしいオムレツを作ってみましょう。誰でも食べやすい卵料理として、喜ばれる一品になるでしょう。

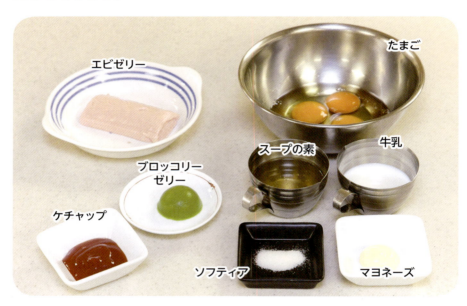

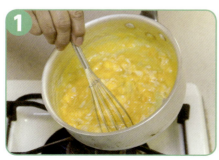

卵とマヨネーズを混ぜ、鍋で炒め、炒り卵を作る。

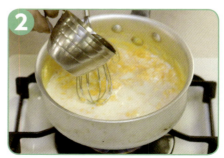

水(又は牛乳)とスープの素を入れて加熱し、ソフティアを入れる。

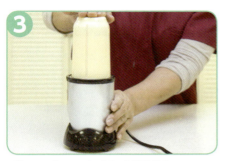

ブレンダーでよくかき混ぜる。

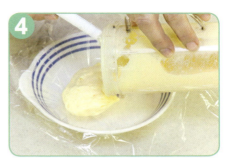

皿にラップを敷き、③を広げる。

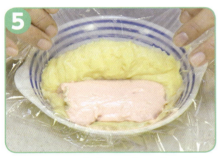

まん中にエビゼリー(P.39)を乗せ、ラップを使って、エビゼリーを包む。

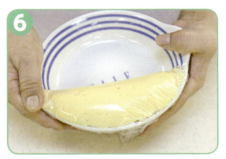

皿の丸みを利用し、オムレツの形に整える。

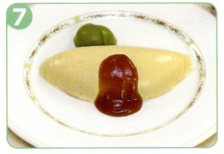

冷やし固まったら、皿に乗せ、ケッチャップとブロッコリーゼリー(P.53)を盛り付ける。

● ここがポイント ●

卵は固まりやすいので、形を作る時には湯せんにかけ冷めないうちに滑らかにしながらするときれいにできます。

市販の惣菜を使った金時豆（煮豆）の作り方

甘いおかずが好きな高齢者の方には喜んでもらえる一品です。市販の金時豆を使うと簡単に作ることができます。常備菜として作っておくと便利でしょう。

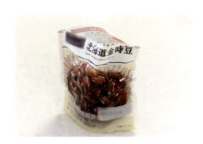

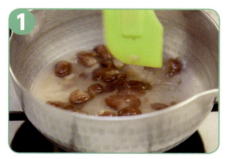

鍋に金時豆と水を入れ、豆を潰しながら煮る。

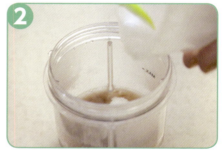

熱いうちにブレンダーに豆と煮汁、ソフティアを入れる。

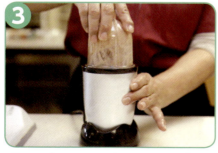

ブレンダーにかけ、滑らかに混ぜる。

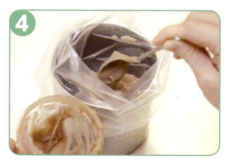

絞り袋に入れる。

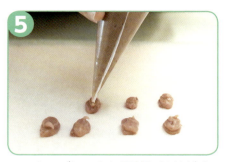
クッキングシートに豆状に絞りだす。

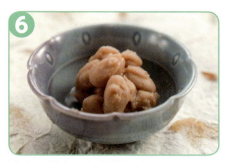
冷やし固まったら器に盛る。

● ここがポイント ●

市販の豆を使えば皮のままでも滑らかに仕上がります。市販の黒豆やウグイス豆なども同じようにすれば美味しい豆料理ができます。食欲が進み、喜ばれる一品です。

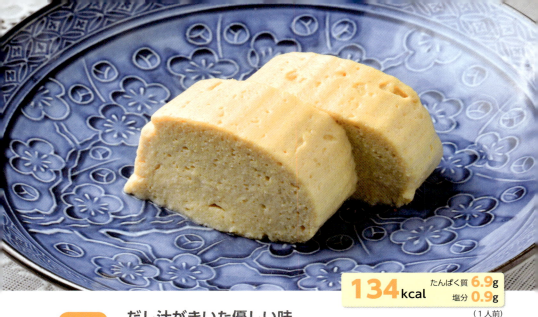

134 kcal　たんぱく質 6.9g　塩分 0.9g
（1人前）

主菜

だし汁がきいた優しい味
厚焼きたまご

シンプルな厚焼たまごに、健康食材の長芋をすり下ろして入れることでボリューム満点でふわっふわの口あたり。卵の秘めた健康パワーを手軽に取り入れましょう。

難易度 😊

■材料（2人分）

卵	2個
サラダ油	小さじ2
長芋	40g
だし汁	大さじ3
しょうゆ	小さじ1
みりん	小さじ1
塩	少々
ソフティア	小さじ1強

■作り方

❶ フライパンにサラダ油を入れ、炒り卵を作る。
❷ 鍋にすり下ろした長芋とだし汁、しょうゆ、みりん、塩を入れ加熱し、熱いうちにブレンダーにかける。
❸ ②に熱い卵とソフティアを入れよくかき混ぜ、型に入れ、粗熱をとる。
❹ 固まる前に巻きすで形を整え、冷やし固める。

👆ワンポイント
卵は加熱しすぎると固くぼそぼそになるので、加熱のし過ぎに気をつけましょう。

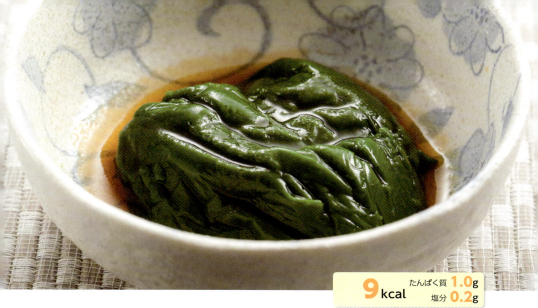

9 kcal たんぱく質 **1.0**g 塩分 **0.2**g
（1人前）

副菜

あと一品！定番お惣菜
ほうれん草のお浸し

食卓のわき役として定番のお惣菜です。ほうれん草は鉄分の吸収を助けるビタミンCなど、働くビタミン類が豊富で、貧血予防などに良いでしょう。元気の出ない人は、日々の料理にぜひ取り入れてみて下さい。

難易度

■材料（2人分）

A
- ほうれん草……………… 70g
- だし汁…………………… 50ml
- ソフティア… 小さじ1/2

かけじょうゆ………… 適宜

■作り方

❶ 茹でたほうれん草とだし汁をブレンダーにかける。

❷ 鍋に①入れ、加熱し、ソフティアを入れ、ブレンダーにかけ、よくかき混ぜ、形成して、冷やし固める。

❸ 器に盛り、かけじょうゆをかける。

ワンポイント

かけじょうゆの作り方
しょうゆ（大さじ1）、だし汁（大さじ1）、つるりんこ（小さじ1/4）、とろみがつくまでよく混ぜましょう。

副菜

食が進む、さわやかな酸味
きゅうりとワカメの酢の物

食卓にもう一品という時に。きゅうりとワカメは相性がよく、さっぱりとした酢の物になります。甘酢にとろみ剤を使うことで、喉ごしが良く食べやすくなります。

難易度

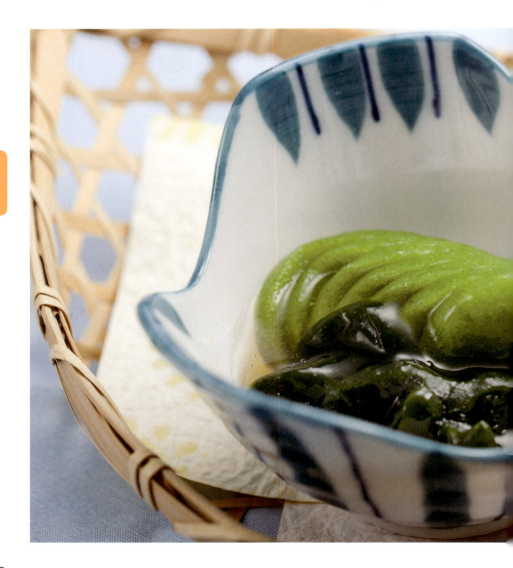

■ 材料（2人分）

- キュウリ …… 1/2本(70g)
- だし汁 …… 大さじ2
- ソフティア …… 小さじ1/2強

- カットワカメ …… 3g
- だし汁 …… 大さじ2
- ソフティア …… 小さじ1/4

《甘酢》
- 酢 …… 小さじ1
- 砂糖 …… 大さじ1
- しょうゆ …… 少々
- つるりんこ …… 少々

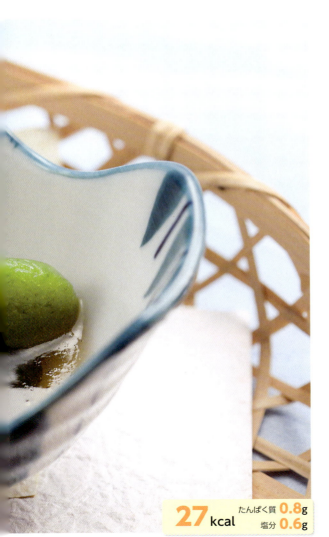

■ 作り方

1. 鍋に茹でたキュウリとだし汁を入れ加熱し、ソフティアを入れ、よくかき混ぜ、ブレンダーにかけ、型に入れ冷やし固める。
2. 水で戻したワカメをだし汁で柔らかくなるまで煮、ソフティアを入れよくかき混ぜ、ブレンダーにかけ、クッキングシートに広げ、冷やし固める。
3. 甘酢をよく混ぜ、とろみをつける。
4. 器にキュウリとワカメを盛り付け、甘酢をかける。

難易度 😄

ワンポイント
ワカメは手で押しつぶせるまで煮ると、きれいに混ざります。電子レンジを利用すると柔らかくなります。

27 kcal たんぱく質 **0.8g** 塩分 **0.6g**
（1人前）

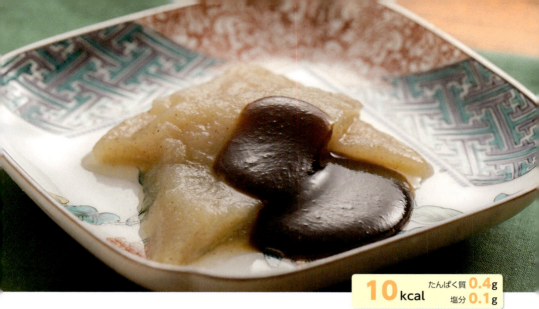

10kcal　たんぱく質 0.4g　塩分 0.1g
（1人前）

副菜

難易度

田楽みそで簡単に美味しく
こんにゃくの田楽

淡泊な味のこんにゃくは、田楽みそで簡単に美味しく頂けます。いつものわき役も、存在感のある一品になります。こんにゃくの食物繊維は優秀な腸内の掃除屋さんです。

■材料（2人分）

板こんにゃく………… 70g
だし汁…………… 大さじ2
ソフティア…… 小さじ1/2
市販 田楽味噌 … 小さじ1

■作り方

❶鍋に下茹でしたこんにゃくとだし汁を入れ、加熱し、ソフティアを入れよくかき混ぜ、ブレンダーにかけ、型に入れ、冷やし固める。
❷器に盛り、田楽味噌をかける。

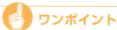　ワンポイント

ブレンダーに良くかけるとなめらかになる。こんにゃくはあく抜きをする事で一層おいしくなります。

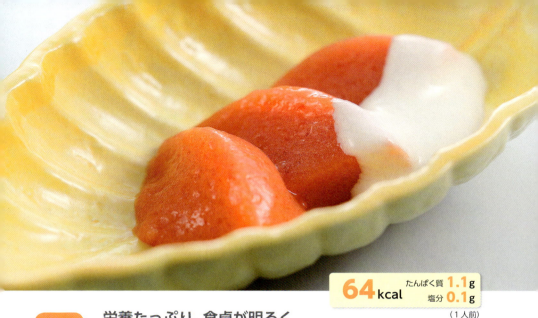

64 kcal　たんぱく質 1.1g　塩分 0.1g
(1人前)

副菜　栄養たっぷり、食卓が明るく
トマトサラダ

難易度 😊

トマトの色鮮やかさで食卓がパッと明るくなります。赤い色は「リコピン」という成分で、強い抗酸化作用があり、ガンや動脈硬化などに予防効果があります。

■材料（1個分）

- トマト（湯むき） …………… 1個（200g）
- ソフティア …… 小さじ1

《ヨーグルトソース》
- プレーンヨーグルト ……………… 大さじ1
- マヨネーズ …… 大さじ1

■作り方

1. 湯むきしたトマトをブレンダーにかける。
2. 鍋に①とソフティアを入れ、火にかけたままよくかき混ぜ、沸騰したらそのまま約1分加熱し、型に入れ、冷やし固める。
3. くし切りに切り分け、器に盛り、ヨーグルトソースをかける。

☞ ワンポイント

冷やし固める前にトマトの種を取り除くとなめらかになります。

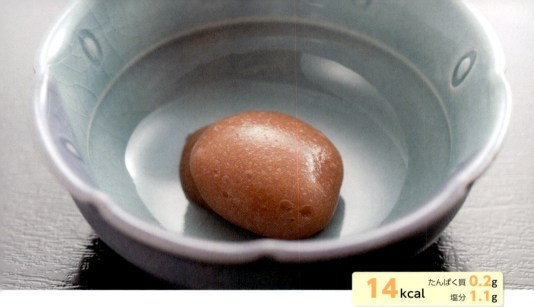

14 kcal　たんぱく質 0.2g　塩分 1.1g
（1人前）

副菜

食欲のない時、食卓に添えて

梅干し

梅干しは古来より受け継いできた、日本に欠かせない食品。梅干しの酸味の素「クエン酸」は食欲増進、疲労回復、殺菌作用などの薬用効果があり、疲れ知らずです。

難易度

■材料（2個分）

梅干し（種をとる）…… 30g
水……………………… 60mℓ
ソフティア…… 小さじ1/2

■作り方

❶ 梅干しと水を加熱しブレンダーにかける。
❷ 鍋に①とソフティアを入れ、よくかき混ぜながら火にかけ、沸騰したら約1分加熱し、形を整え、冷やし固める。

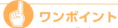 **ワンポイント**
加熱しずぎると梅干しの風味がなくなるので注意しましょう。

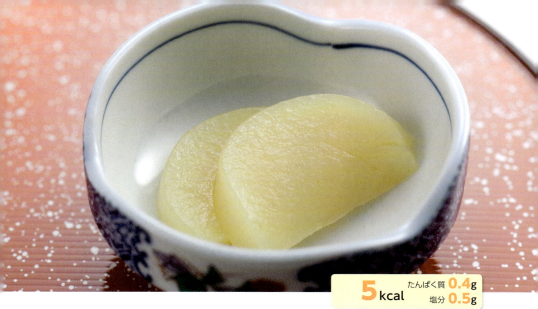

|5 kcal | たんぱく質 **0.4**g |
| | 塩分 **0.5**g |

(1人前)

副菜

食べなれた味をそのままに

たくあん

歯ごたえのあるたくあんの味はそのままに食べやすく、手軽に作れます。うまみを凝縮し甘みが出たたくあんは、箸休めとしてもたのしめる一品です。

難易度 😄

■材料（10切れ）

たくあん……………… 100g
煮汁………………… 80mℓ
ソフティア……… 小さじ1

■作り方

❶ たくあんをひたひたの水で柔らかく煮る。
❷ ①と煮汁をブレンダーにかける。
❸ 鍋に②とソフティアを入れ、よくかき混ぜながら火にかけ、沸騰したら約1分加熱し、形を整え、冷やし固める。

ワンポイント

加熱するときの水分量に気をつけるとたくあんの風味がでます。

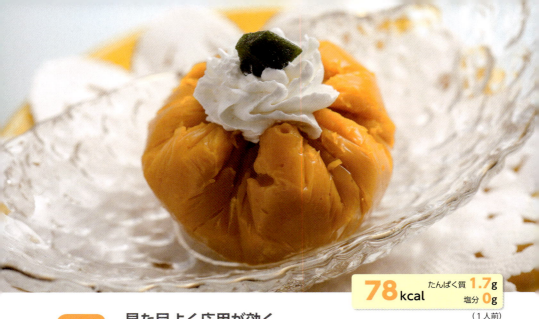

78 kcal　たんぱく質 **1.7g**　塩分 **0g**
（1人前）

難易度

デザート

見た目よく応用が効く
かぼちゃの茶巾しぼり

かわいくて食べやすいかぼちゃのスイーツです。料理の華やかさとしても重宝します。おせちに、お弁当に、おもてなしに。かぼちゃは冷えから身体を守る女性の味方です。

■材料（3個分）

- カボチャ………… 75g
- 牛乳……………… 100mℓ
- 砂糖………… 大さじ1
- ソフティア…… 小さじ1
- ホイップクリーム…… 適宜

■作り方

❶ カボチャをレンジにかけ柔らかくし、皮をはずす。

❷ 鍋に①と牛乳、砂糖を入れ煮溶かし、ソフティアを入れ、よくかき混ぜながら火にかけ、沸騰したら約1分加熱し、ラップで茶巾絞りにし、冷やし固める。

❸ ②のかぼちゃのヘタの部分にホイップクリームを飾る。

 ワンポイント
緑のかぼちゃゼリーの作り方
　本書の「作り方」ではかぼちゃの皮をはずしていますが、皮をつけたままにして、②で加熱する前にブレンダーにかけます。あとは同じ手順でOK。あざやかな緑のかぼちゃゼリーが楽しめます。

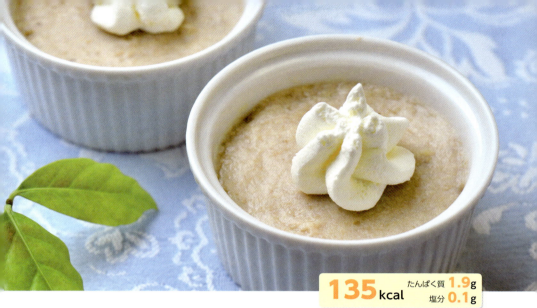

135 kcal たんぱく質 **1.9g** 塩分 **0.1g**
（1人前）

<u>デザート</u>

甘い口どけ、効能たっぷり
バナナプリン

消化のよいエネルギー源、大腸で善玉菌の栄養になるオリゴ糖が豊富で、ポリフェノールにより高い抗酸化力。そんな効能たっぷりバナナのなめらかプリンです。バナナの力を取り入れましょう。

難易度

■材料（2人分）

Ⓐ
- バナナ…………… 60g
- 牛乳……………… 80㎖
- りんごジュース…… 20㎖
- 砂糖………… 大さじ1
- 生クリーム………… 10㎖

- ソフティア…… 小さじ1強
- ホイップクリーム…… 適量

■作り方

❶ 鍋に輪切りにしたバナナとⒶの材料をすべて入れ、やわらかく煮る。（この時に沸騰しないように気をつける）
❷ ①が熱いうちにソフティアを入れ、ブレンダーにかけ、粗熱をとる。
❸ 器に入れ冷やし固める。
❹ ホイップクリームを③に飾る。

 ワンポイント
りんごジュースを入れると滑らかな食感と香りも良くさわやかさが増し、食欲もそそられます。バナナの変色も防げます。温めすぎるとりんごジュースの香りも薄くなりますので注意しましょう。

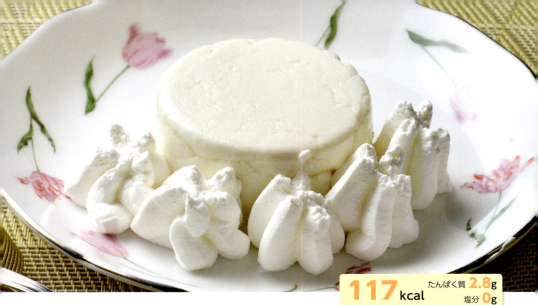

117 kcal　たんぱく質 2.8g　塩分 0g
（1人前）

難易度 😊

デザート

濃厚な和風スイーツ
豆腐のクリームチーズ風ムース

ムースは口あたりがなめらかで、ふんわりとした食感が特徴です。豆腐を利用しているので栄養価もプラスされ、濃厚なのに、甘さもカロリーも控えめなムースです。

■材料（2人分）

- 絹ごし豆腐………… 80g
- 牛乳………… 大さじ2
- 生クリーム…… 大さじ2
- 砂糖………… 大さじ1
- ソフティア… 小さじ1½
- レモン果汁……… 大さじ1

■作り方

1. 絹ごし豆腐、牛乳、生クリーム、砂糖と一緒にブレンダーにかける。
2. ①とソフティアを鍋に入れ、よくかき混ぜながら火にかけ、沸騰したら約1分加熱し、粗熱をとる。
3. ②に果汁を入れ、型に入れ、冷やし固める。

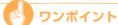 ワンポイント

豆腐をそのまま食べるのではなく、スイーツに仕上げた1品です。もめん豆腐を使うと少し固めの食感に仕上がります。

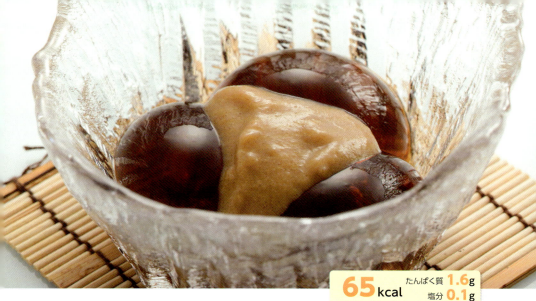

65 kcal　たんぱく質 1.6g　塩分 0.1g
（1人前）

デザート

お家で定番和菓子
黒糖わらびもち

黒砂糖の風味が利いた、昔ながらの手作りゼリーです。トロトロすぎず、固すぎず、ちょうどいいプルプル具合です。きな粉が黒糖と相まって香ばしく食べ応えがあります。

■材料（2人分）

- 黒糖……………… 20g
- 水………………… 160㎖
- ソフティア……… 小さじ1

Ⓐ
- きなこ…………… 小さじ2
- 水………………… 大さじ1½
- 砂糖……………… 小さじ1
- 塩………………… 少々

つるりんこ………… 少々

■作り方

❶ 鍋に黒糖と水を入れ加熱し煮溶かし、ソフティアを入れ、よくかき混ぜながら火にかけ、沸騰したら約1分加熱し、型に入れ、冷やし固める。

❷ 別の鍋にⒶを入れ煮溶かし、つるりんこを入れ、とろみをつける。

❸ ①を器に盛り付け②をかける。

ワンポイント

簡単に作れて、とてもおいしい和風ゼリーです。甘さ控え目でもきなこの風味が効いて、子供からお年寄りまで喜ばれる一品です。

主菜

豊富なビタミンB1で疲労回復

豚肉の煮物

脂の少ない豚肩ロースを使って作ると柔らかく仕上がり、存在感のある一品になります。食欲がない人や、咀嚼が落ちてる人には、見た目が華やかで食欲をそそる盛り付けで工夫をしましょう。

難易度

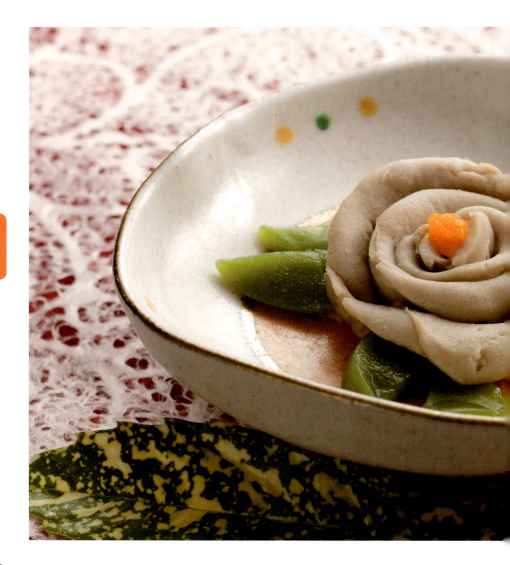

■材料（2人分）

A
- 豚肩ロース肉… 100g
- だし汁……… 大さじ4
- 砂糖………… 小さじ2
- しょうゆ…… 小さじ2
- みりん……… 小さじ1
- ソフティア… 小さじ1

B
- インゲン………… 50g
- だし汁……… 大さじ2
- ソフティア
   ……… 小さじ1/2弱

■作り方

❶ 鍋に豚肩ロース肉、だし汁、砂糖、しょうゆ、みりんを入れ、加熱し、熱いうちにソフティアを入れ、ブレンダーにかけ、よくかき混ぜ、クッキングシートに薄く帯状に広げ、冷やし固める。

❷ 鍋に、下茹でし小口切りにしたインゲンとだし汁を入れ、加熱し、熱いうちにソフティアを入れブレンダーにかけ、よくかき混ぜ、クッキングシートに広げ、冷やし固める。

❸ ①は花びら、②は葉のように盛りつける。

難易度 ☺

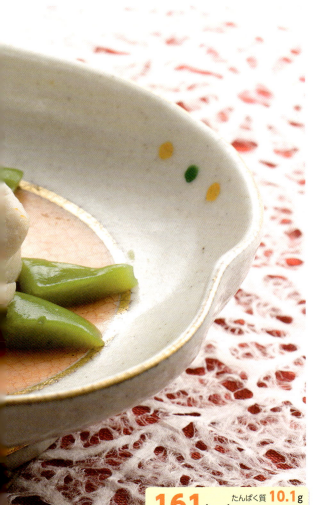

161 kcal
たんぱく質 10.1 g
塩分 1.0 g
（1人前）

ワンポイント

インゲンは繊維を切るように小口切にすると加熱時間が短く色鮮やかになります。少し残した肉の煮汁にとろみをつけ、上からかけるとよりおいしくなります。色彩りを考えてニンジンを添えても良いでしょう。（P.34参照）

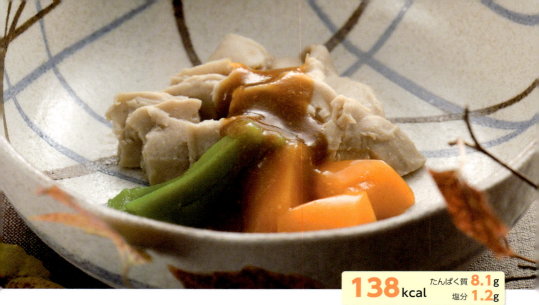

138 kcal　たんぱく質 **8.1g**　塩分 **1.2g**
（1人前）

主菜　豚の味噌煮
味噌の風味を生かした一品

味噌で豚肉の旨みがさらにアップし、甘辛い味付けで食欲をそそります。肉から得られる良質なたんぱく質は、免疫力をつけるのにも役立ちます。野菜もあわせて摂ると吸収率が高まります。

難易度 😊

■材料（2人分）

A
- 豚肩ロース肉……… 70g
- 玉ネギ…………… 40g
- だし汁………… 大さじ2
- 味噌…………… 大さじ1
- 砂糖…………… 小さじ1
- みりん……… 小さじ1/2
- 酒…………… 小さじ1/2
- しょうが汁………… 少々
- ソフティア…… 小さじ1

B
- インゲン（下茹でした）… 50g
- だし汁………… 大さじ2
- ソフティア… 小さじ1/2

C
- ニンジン（下茹でした）… 50g
- だし汁………… 大さじ2
- ソフティア… 小さじ1/2

■作り方

❶ 鍋に豚肩ロース肉と玉ネギ、だし汁、味噌、砂糖、みりん、酒、しょうが汁を入れ加熱し、熱いうちにソフティアを入れ、ブレンダーにかけ、よくかき混ぜ、クッキングシートに広げ、冷やし固める。

❷ インゲンとニンジンもそれぞれ鍋にを入れ、加熱し、熱いうちにソフティアを入れ、ブレンダーにかけ、よくかき混ぜ、形成し、冷やし固める。

❸ 器に①②を盛り付ける。

ワンポイント
野菜は繊維を切るようにします。豚肉はなんでもOKですが、赤身が多いお肉だと仕上がりが固くなります。

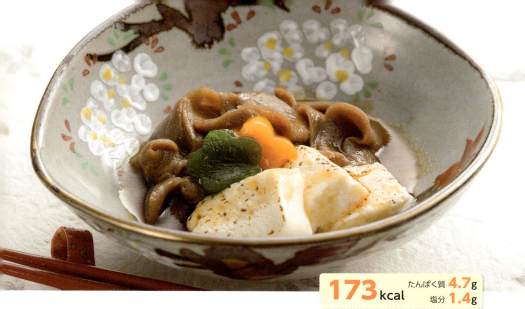

173 kcal たんぱく質 **4.7g** 塩分 **1.4g**
（1人前）

主菜

栄養価が高く健康維持にも

肉豆腐

お肉と豆腐を使った「主菜」です。「主菜」とは、献立の主役となるおかずです。肉、魚、大豆製品、卵などは主にたんぱく質の供給源で、筋肉や血液などを構成する成分になります。

難易度 😊

■材料（2人分）

- 牛もも肉………… 50g
- 植物油…………… 少々
- 玉ネギ…………… 20g
- 絹ごし豆腐……… 40g
- Ⓐ
  - だし汁……… 100mℓ
  - 砂糖………… 小さじ2
  - しょうゆ… 大さじ1
- ソフティア…… 小さじ1
- Ⓐの煮汁……… 大さじ2
- ソフティア… 小さじ1/2
- 三つ葉（下茹でする）
  ………… 1束（50g）
- だし汁………… 大さじ2
- ソフティア… 小さじ1/2
- ニンジン（P.34参照）

■作り方

❶ 鍋に植物油を入れ肉と玉ネギを軽く炒め、Ⓐと豆腐を入れ、加熱する。

❷ ①から豆腐と煮汁を取り出す。

❸ 肉、玉ねぎ、煮汁大さじ4を熱いうちにソフティアを入れブレンダーにかけ、よくかき混ぜ、クッキングシートに広げ、冷やし固める。

❹ ②の豆腐とⒶの煮汁を加熱し、熱いうちにソフティアを入れ、ブレンダーにかけ、よくかき混ぜ、型に入れて、冷やし固める。

❺ 鍋に三つ葉とだし汁を入れ、加熱し、熱いうちにソフティアを入れブレンダーにかけ、よくかき混ぜ、クッキングシートに広げ、冷やし固める。

❻ 器に食べやすく切った③④⑤を盛る。

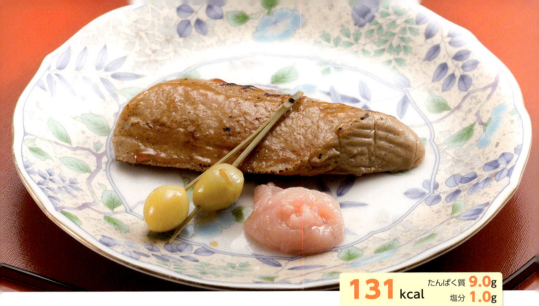

131 kcal たんぱく質 **9.0g** 塩分 **1.0g**
（1人前）

主菜

香ばしく栄養豊か
ぶりの照り焼き

ぶりの定番料理。きれいな焼き色をつけて仕上げます。ふっくら、柔らかでご飯がすすみます。甘酢しょうがは、生姜の辛みとマイルドな食感が、添え物として重宝します。

難易度

■材料（2人分）

A
- ぶり切り身 ………… 1切れ（80g）
- 水 ……………… 大さじ3
- しょうゆ …… 小さじ1/2
- 酒 …………… 小さじ1/2
- 砂糖 ………… 小さじ1/2
- ソフティア… 小さじ1弱

B
- 甘酢しょうが ……… 50g
- 漬け汁 ……………… 50㎖
- つるりんこ… 小さじ1/2

《ぎんなんゼリー》(10個分)

C
- 茹で銀杏 …… 10個（30g）
- 水 …………………… 60㎖
- ソフティア… 小さじ1/2

■作り方

❶ 鍋に軽く焼いたぶりと水、しょうゆ、酒、砂糖を入れ、加熱し、熱いうちにソフティアを入れ、ブレンダーにかけ、よくかき混ぜ、形成して冷やし固める。

❷ 鍋に甘酢しょうがと漬け汁を入れ、加熱し、熱いうちにソフティアを入れ、ブレンダーにかけ、よくかき混ぜ、形成して冷やし固める。

❸ 器にぶりを盛り、①の残りの煮汁につるりんこを入れとろみをつけ、かける。

❹ ②のしょうがの甘酢漬けを添える。

❺ 鍋に銀杏と水を入れ加熱し、熱いうちにソフティアを入れ、ブレンダーにかけ、丸く絞り出し、冷やし固める。

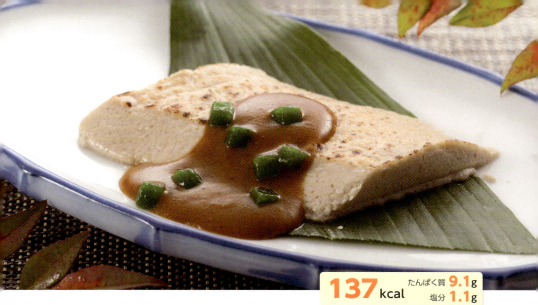

137 kcal たんぱく質 **9.1g** 塩分 **1.1g**
（1人前）

主菜

カレールウが食欲をそそる

焼きサバの和風カレーあん

香ばしく焼いたサバにカレー風味のあんをかけました。古くから食されてきたサバは栄養価が高く、和食の定番と言える食材です。スパイシーなカレールウが食欲をそそります。

難易度 ☺

■材料（2人分）

A
- サバ……… 1切れ（80g）
- だし汁………… 大さじ3
- しょうゆ…… 小さじ1½
- みりん……… 小さじ1½
- 酒…………… 小さじ1½
- ソフティア…… 小さじ1

B
- 万能ねぎ…… 1束（50g）
- だし汁………… 大さじ2
- ソフティア… 小さじ1/2

《カレーあん》
- だし汁……………… 50㎖
- カレールウ……… 1かけ
- はちみつ……… 小さじ1
- つるりんこ………… 適宜

■作り方

❶ 鍋に軽く焼いたサバ、だし汁、しょうゆ、みりんを入れ、加熱し、熱いうちにソフティアを入れブレンダーにかけ、よくかき混ぜ、形成して、冷やし固める。

❷ 鍋に万能ねぎ、だし汁を入れ、加熱し、熱いうちにソフティアを入れブレンダーにかけ、よくかき混ぜ、クッキングシートに広げ、冷やし固める。

❸ 鍋にだし汁、カレールウ、はちみつを入れ、加熱し、つるりんこを入れ、とろみをつける。

❹ 器にサバを盛り、カレーあんをかけ、ねぎを添える。

☝ **ワンポイント**
カレールウに、ある程度とろみが付いているので、固くなりすぎないよう、つるりんこを適量加えましょう。

主菜 ふわふわ幸せ気分
オムレツ

むきエビでコクが増したオムレツです。卵にマヨネーズを加えることで、ふわふわの仕上がりになります。洋食屋さんのイメージで、食卓のメインとなるおかずです。

難易度 ☺

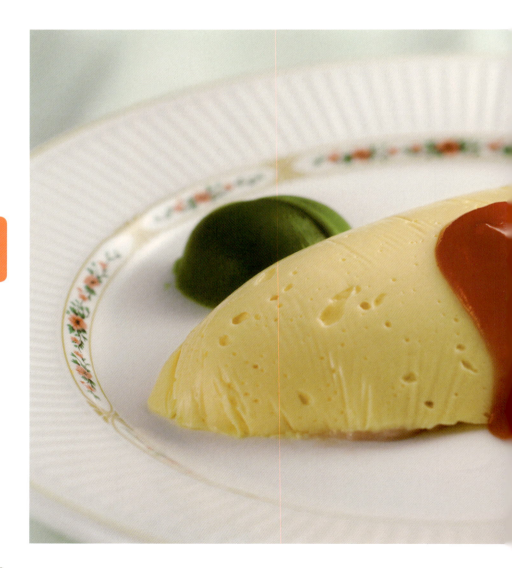

■材料（2人分）

- むきエビ………… 60g
- 酒………… 小さじ2
- 水………… 大さじ2
- スープの素（顆粒）… 少々
- ソフティア… 小さじ1/2

- 卵………………… 2個
- マヨネーズ… 大さじ1/2
- 水………… 大さじ4
- スープの素………… 少々
- ソフティア…… 小さじ1

- ケチャップ…… 大さじ1
- みりん………… 小さじ1
- つるりんこ………… 適宜

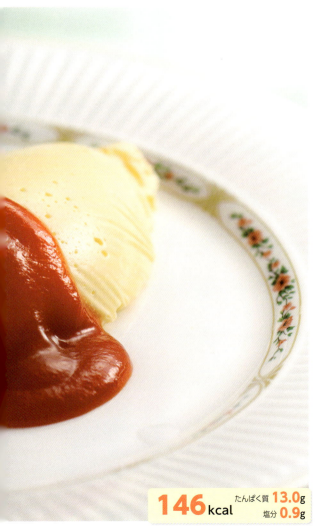

146 kcal　たんぱく質 13.0g　塩分 0.9g
（1人前）

■作り方

1. 鍋に酒、水、スープの素を入れ沸騰させ、むきエビを入れて加熱し、熱いうちにソフティアを入れブレンダーにかけ、よくかき混ぜ、形成し、冷やし固める。
2. 卵とマヨネーズを混ぜ、フライパンで、いり卵を作る。
3. ②と水、スープの素を入れ加熱し、熱いうちにソフティアを入れブレンダーにかけ、よくかき混ぜる。
4. 皿にラップを敷き、③を広げ、①のエビを芯にしてオムレツ型に成型する。
5. 器に盛り、よく混ぜてとろみをつけたケチャップをかける。

難易度 ☺

ワンポイント
オムレツを丸く仕上げるために器の丸みを利用しラップで二つ折りにしましょう。

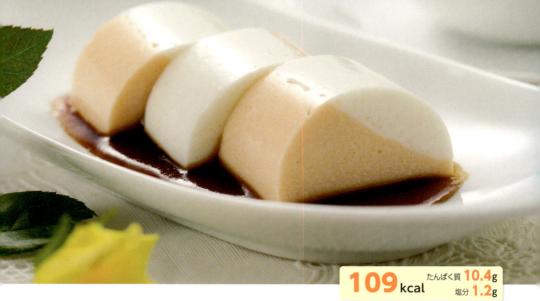

109 kcal たんぱく質 **10.4g** 塩分 **1.2g**
（1人前）

主菜

口あたり優しく、見た目が美しい
サーモンとホタテのテリーヌ

鮭とホタテの相性は良く、素材の味が引き立ちます。さっぱりとしたポン酢あんで、魚介の旨みを楽しめます。おもてなし料理としても気軽に取り入れられます。

難易度 ☺

■材料（2人分）

- 鮭（骨なし） ………… 1切れ（60g）
- だし汁 ………… 大さじ2
- 牛乳 ………… 大さじ2
- ソフティア ……… 小さじ1
- ホタテ ……… 2個（50g）
- だし汁 ………… 大さじ3
- ソフティア ………… 小さじ1/2強

《ポン酢あん》
- ポン酢 ………… 大さじ2
- 砂糖 ………… 小さじ1
- しょうが汁 ………… 少々
- つるりんこ ………… 適宜

■作り方

❶ 鮭は熱湯をかけ臭みをとる。
❷ 鍋に鮭、だし汁、牛乳を入れ加熱し、熱いうちにソフティアを入れブレンダーにかけ、よくかき混ぜ、型に入れ、冷やし固める。
❸ 鍋にホタテとだし汁を入れ加熱し、熱いうちにソフティアを入れブレンダーにかけ、よくかき混ぜ、②の型の上に流し入れ、2層にして冷やし固める。
❹ 器に盛り、よく混ぜ合わせたポン酢あんをかける。

☝ ワンポイント

　鮭やホタテのすり身を使えば、簡単に作れます。
　鮭のようなパサつきやすい魚は弱火でゆっくり加熱し、ブレンダーにかける際に、油やマヨネーズを加えるとなめらかな仕上りになります。

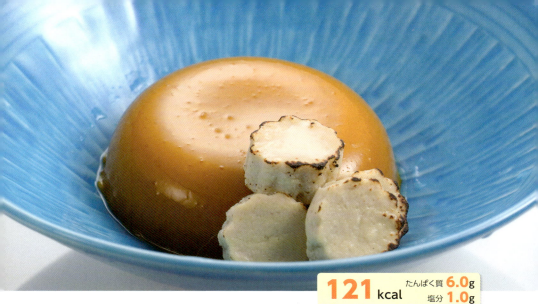

121 kcal たんぱく質 **6.0g** 塩分 **1.0g**
（1人前）

副菜

家庭的な煮物のアレンジ
かぼちゃと鶏ひき肉のゼリー寄せ

なめらかな口当たりのゼリー寄せです。かぼちゃと鶏ひき肉で栄養素をプラスしました。型は形成の時に自由自在に楽しめます。いつもの「かぼちゃの鶏そぼろ煮」が品よく仕上がります。

難易度 :)

■材料（2人分）

- カボチャ（皮をむき一口大） …………… 100g
- だし汁…………… 100㎖
- 砂糖………… 小さじ1/2
- しょうゆ……… 小さじ1
- 酒……………… 小さじ1
- みりん………… 小さじ1
- ソフティア…… 小さじ1

- 鶏ひき肉…………… 50g
- だし汁……………… 40㎖
- 砂糖………… 小さじ1/2
- しょうゆ……… 小さじ1
- 酒……………… 小さじ1
- みりん………… 小さじ1
- ソフティア ………… 小さじ1/2

■作り方

❶ 鍋にカボチャと、だし汁、砂糖、しょうゆ、酒、みりんを入れて煮、熱いうちにソフティアを入れ、ブレンダーにかけ、よく混ぜ、形成し、冷やし固める。

❷ 鍋に鶏ひき肉とだし汁、砂糖、しょうゆ、酒、みりんを入れて煮、熱いうちにソフティアを入れ、ブレンダーにかけ、よく混ぜ、形成し、冷やし固める。

❸ かぼちゃと鶏肉を器に盛る。

副菜

ビタミンCが豊富で食べやすい
彩り中華和え

甘酸っぱい中華タレが食材に染み込み柔らかい食感です。ピーマンに含まれるビタミンCは熱に強く、また加熱することでピーマンの苦み、匂いが減り苦手な人も食べやすくなっています。

難易度

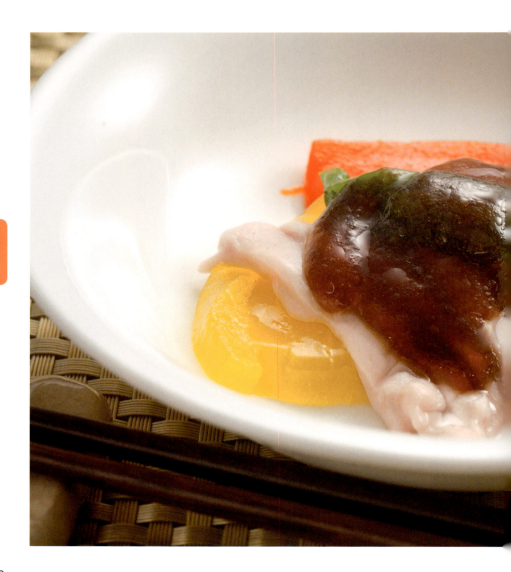

■材料（2人分）

- Ⓐ
  - 魚肉ソーセージ……… 1本（100g）
  - だし汁……………… 50㎖
  - ソフティア… 小さじ1
- Ⓑ
  - ピーマン………… 1個
  - だし汁…………… 50㎖
  - ソフティア………… 小さじ1/2
- Ⓒ
  - 赤パプリカ…… 1/2個
  - だし汁…………… 50㎖
  - ソフティア………… 小さじ1/2
- Ⓓ
  - 黄パプリカ…… 1/2個
  - だし汁…………… 50㎖
  - ソフティア………… 小さじ1/2
- 《甘酢タレ》
  - ポン酢………… 大さじ2
  - だし汁………… 小さじ1
  - 砂糖…………… 小さじ1
  - ごま油………… 小さじ1
  - つるりんこ

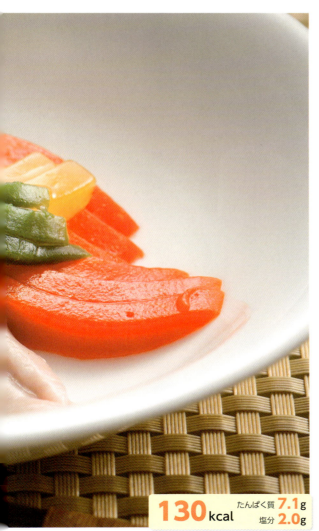

■作り方

1. 魚肉ソーセージはだし汁を加えて加熱し、熱いうちにソフティアを入れ、ブレンダーにかけ、よくかき混ぜ、クッキングシートに広げ冷やし固める。
2. ピーマン、赤パプリカ、黄パプリカ、それぞれにだし汁を入れ、柔らかく煮て、熱いうちにソフティアを入れ、ブレンダーにかけクッキングシートに広げ冷やし固める。
3. ①と②を細切りにし、器に盛り、混ぜ合わせとろみをつけた甘酢タレをかける。

難易度 ☺

130 kcal　たんぱく質 7.1g　塩分 2.0g
（1人前）

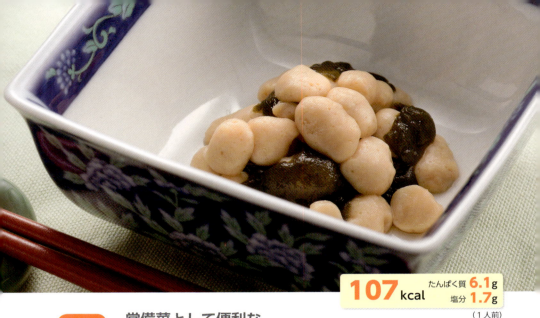

107 kcal たんぱく質 **6.1g** 塩分 **1.7g** （1人前）

副菜

常備菜として便利な
昆布豆ゼリー

栄養価の高い、豆と海藻の組合わせです。「畑の肉」と言われる大豆の植物性たんぱく質と海藻のミネラルが、お互いの効果を高め、より身体によい料理です。

難易度

■材料（2人分）

- 大豆水煮……………… 80g
- だし汁………………… 80mℓ
- 砂糖………… 大さじ1½
- しょうゆ……… 小さじ2
- ソフティア… 小さじ1強
- カットワカメ………… 1g
- だし汁………………… 30mℓ
- 砂糖………… 大さじ1
- しょうゆ……… 小さじ1
- ソフティア… 小さじ1/3

■作り方

❶ 鍋にやわらかく煮た大豆水煮とだし汁、砂糖、しょうゆを入れ加熱し、熱いうちにソフティアを入れブレンダーにかけ、よくかき混ぜ、絞り袋に入れ、クッキングシートに大豆状に丸く絞りだし、冷やし固める。

❷ 鍋にわかめとだし汁、砂糖、しょうゆを入れ加熱し、熱いうちにソフティアを入れブレンダーにかけ、よくかき混ぜ、クッキングシートに薄くのばして、冷やし固める。

❸ 器に①と小さく切った②を盛りつける。

ワンポイント
カットワカメの代わりに昆布を使うと味に深みがでます。

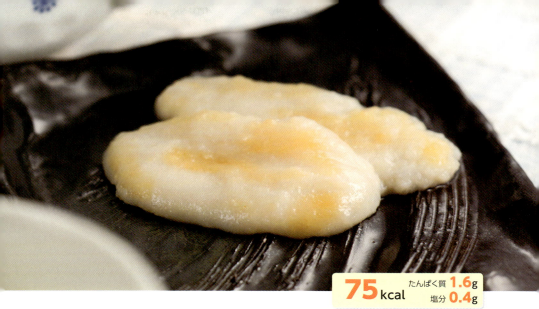

75 kcal　たんぱく質 **1.6g**　塩分 **0.4g**
（1人前）

デザート

素材を生かして味はそのまま
おかき

おやつの定番、おせんべいの味はそのままで食べられます。おやつは、不足した栄養を補充したり、一度の食事で多く量を摂れない時の補助食として役立ち、楽しく美味しく食べられます。

難易度

■材料（2人分）

せんべい（やわらかめ）
　……………… 10枚（40g）
水…………………… 100g
ソフティア……… 小さじ1
しょうゆ…………… 少々
みりん……………… 少々

■作り方

❶市販の米菓子をそのまま潰さずに、沸騰した湯の中に入れ加熱し、熱いうちにソフティアを入れ、ブレンダーにかけ、よく混ぜ、成形し冷やし固める。
❷①の上からみりんしょうゆを薄く塗る。

 ワンポイント

　バーナーがあれば、焼目をつけると香ばしくなります。市販の米菓子は、砕いてしまうと水分を吸ってしまうため、口の中で付着性が強くなってしまいます。（ねばりがでるので餅のような状態になる）
　米菓子はでんぷん食品なので、でんぷんを分解する酵素のゲル剤を使用するとより滑らかに仕上がります。

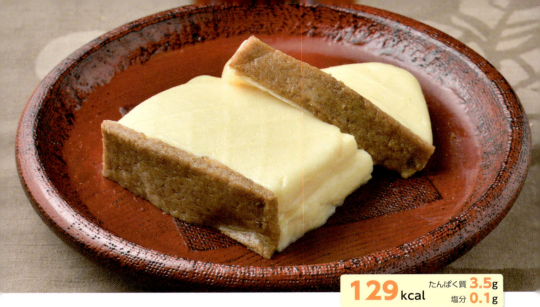

129 kcal たんぱく質 **3.5g** 塩分 **0.1g**
（1人前）

デザート
卵の香り漂い…ティータイムに
和風カステラ

小麦粉、卵、砂糖、はちみつなどのシンプルな素材で作られるカステラは、程よい甘みの優しい味です。素材が生かされて、しっとりとまろやかな仕上がりになります。

難易度

■材料（1人分）

A
- 市販カステラ……… 30g
- 牛乳……………… 50㎖
- 水………………… 大さじ1
- ソフティア… 小さじ1/2

■作り方

❶ 鍋にカステラと牛乳、ソフティアを入れ加熱し、熱いうちにブレンダーにかけ、よくかき混ぜ、形成して、冷やし固める。

ワンポイント
カステラの黒い部分と黄色い部分を分けて形成すると、市販のカステラのような仕上がりになります。

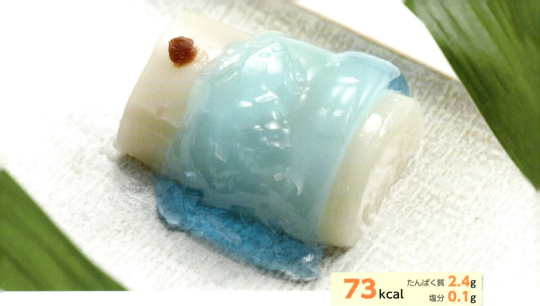

73kcal たんぱく質 **2.4g** 塩分 **0.1g**
（1人前）

> デザート

季節を味わえるデザート
端午の節句こいのぼりゼリー

5月5日の端午の節句を祝う行事食です。白いこしあんが水羊かんのように口あたりが良く、上品な甘みのデザートです。ブルーの氷みつが爽やかさを際立てます。冷やせば一層美味しくなります。

難易度 ☺

■材料（2人分）

A
- こしあん（白）……… 50g
- 水……………… 100㎖
- 砂糖………… 大さじ2
- 塩……………… 少々
- ソフティア…… 小さじ1

B
- 氷みつ（ブルー）
  ………… 小さじ1
- 水……………… 大さじ2
- ソフティア… 小さじ1/3
- こしあん（黒）……… 少々

■作り方

❶ 鍋に白あん、水、砂糖、塩を入れ加熱し、ソフティアを入れ、よくかき混ぜながら火にかけ、沸騰したら約1分加熱し、半月の型に入れ、冷まし固める。

❷ 鍋に水と氷みつを入れ加熱し、ソフティアを入れ、よくかき混ぜながら火にかけ、沸騰したら約1分加熱し、クッキングシートに広げ、冷まし固める。

❸ ②に包丁でうろこ状に切れ目を入れ、皿に出した①の上にかぶせる。

❹ 黒あんで目をつける。

> **ワンポイント**
> ①の丸みの上を少し平にすると②がすべり落ちにくくなります。レモンやいちごの氷みつを使って、うろこの色を変えることもできます。

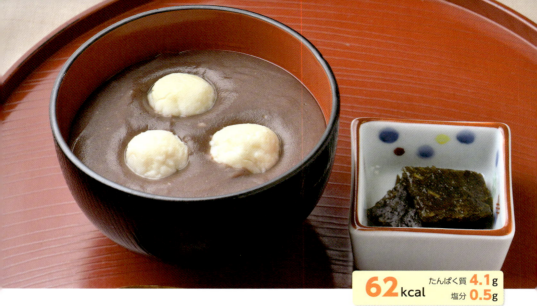

62 kcal　たんぱく質 **4.1g**　塩分 **0.5g**
（1人前）

デザート

手軽に甘味処の味
ぜんざい

豆腐の栄養をプラスして、豆腐入りふんわり食感の白玉をこしあんで仕上げました。箸休めに昆布の佃煮を添えます。甘いものが食べたい時に、夏は冷やして、冬は温めて。

難易度

■材料（2人分）

A
- 絹ごし豆腐 ………… 60g
- 上新粉 ……… 大さじ1½
- 水 ……………… 大さじ4
- ソフティア …… 小さじ1

B
- こしあん ………… 40g
- 水 ………………… 120㎖
- 塩 ………………… 少々
- ソフティア …… 小さじ1

C
- 塩昆布 …………… 15g
- 水 ………………… 50㎖
- ソフティア … 小さじ1/3

■作り方

❶ 絹ごし豆腐と水を入れブレンダーにかける。
❷ 鍋に①と上新粉を入れ加熱し、熱いうちにソフティアを入れブレンダーにかけ、よくかき混ぜ、丸く形成し、冷やし固める。
❸ 鍋にこしあん、水、塩を入れ加熱し、熱いうちにソフティアを入れ、よくかき混ぜ、お椀に入れる。
❹ ③の上に②を入れ、冷やし固める。
❺ 鍋に塩を洗った昆布と水を入れ煮て、ブレンダーにかけ、鍋に戻してソフティアを入れ、よくかき混ぜながら火にかけ、平らに冷まし固める。
❻ ぜんざいに、⑤を添える。

 ワンポイント
絹ごし豆腐の代わりにジャガイモを使ってもできます。

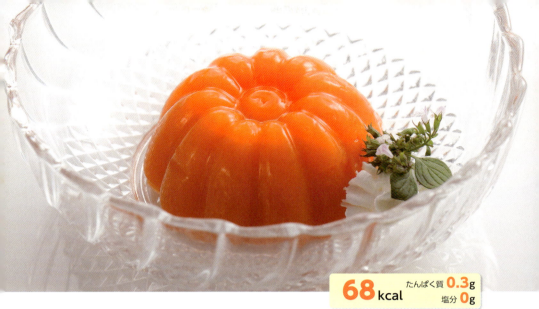

68 kcal たんぱく質 **0.3g** 塩分 **0g** （1人前）

デザート
おやつにさりげなく野菜を！
アップルキャロットゼリー

フルーツと野菜の美味しさをそのまま閉じ込めたゼリー。リンゴと人参は整腸作用があり、リンゴの甘さで人参臭さが消え、人参が苦手な方も食べやすく、鮮やかな色合いは食欲をそそります。

難易度 :)

■材料（2人分）

A
- ニンジン……………60g
- 砂糖……………大さじ1
- 水……………1/2カップ

B
- りんごジュース…100㎖
- 砂糖……………大さじ1

ソフティア……小さじ1強

■作り方

❶ ニンジンと水、砂糖を加え、ニンジンが柔らかくなるまで加熱する。

❷ ①にⒷを加え加熱し、ソフティアを入れ、よくかき混ぜ、ブレンダーにかけ、器にいれ冷やし固める。

ワンポイント
濃縮果汁を使用すると、よりエネルギーアップになります。色合いもきれいな、喉越しさっぱりのカロテンを多く含むデザートです。リンゴジュースは温めすぎないようにすると香りよく仕上がります。

主菜 食欲をそそる卵料理
天津飯

天津飯は日本独特の中華料理です。作るのが難しいと思われがちですが、意外と手軽です。単品料理として、主菜として見栄えがする本格的な一品になります。とろりとした中華あんもうれしいです。

難易度

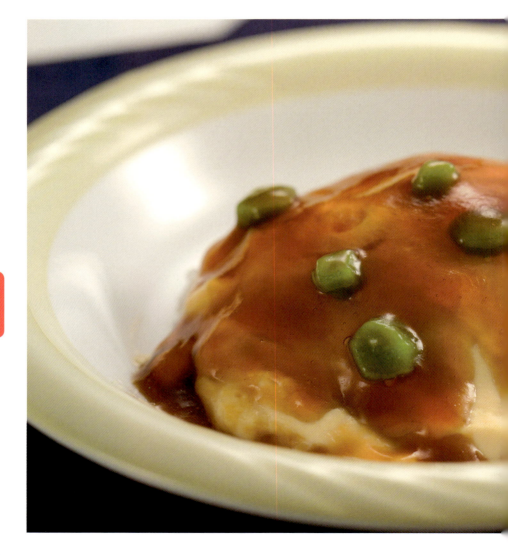

■材料（2人分）

《全粥ゼリー》（2人分）作り方P.72
- 卵……………… 2個
- ごま油……… 小さじ1
- カニ缶………… 40g
- スープの素… 小さじ1
- 水………… 大さじ4
- ソフティア… 小さじ1弱

- グリーンピース
  ……………… 40g
- だし汁……… 大さじ2
- ソフティア
  ………… 小さじ1/3

《中華あん》
- スープの素
  ………… 小さじ1/2
- 水……………… 150mℓ
- 砂糖………… 小さじ1
- しょうゆ…… 小さじ1
- つるりんこ… 小さじ1

■作り方

❶ 全粥ゼリーを器に入れる。
❷ フライパンにごま油を入れ、卵を炒る。
❸ 鍋にカニ缶と水、スープの素を入れ、加熱し、熱いうちに②とソフティアを入れ、ブレンダーにかける。
❹ ①の全粥ゼリーの上に③を盛る。
❺ グリーンピースを加熱し、裏ごしし、だし汁とソフティアを入れ、よく混ぜてとろみをつけ、④の上に絞り袋で絞りだす。
❻ 中華あんを加熱しとろみをつけて④にかける。

難易度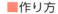

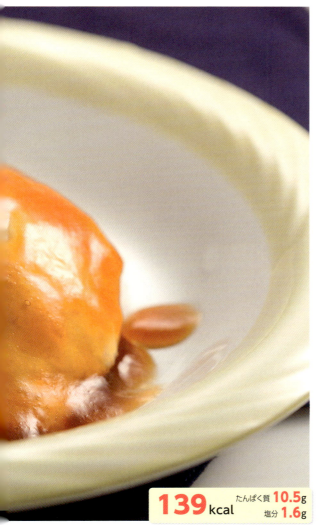

139 kcal　たんぱく質 10.5g　塩分 1.6g
（1人前）

👆 ワンポイント
卵、カニはぼそぼそになるので、加熱しすぎない。カニはカニかまぼこで代用できます。

主菜 肉汁を活かしてジューシーに
ハンバーグ

家族みんなが楽しめるジューシーなハンバーグがそのままよみがえります。美味しさの秘訣は、肉汁を活かした下味にあります。ブロッコリーとじゃがいもを添えて、満足感のある一品です。

難易度

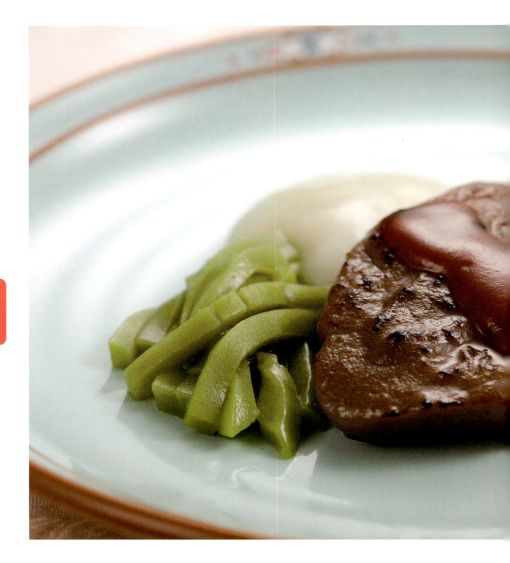

■材料（2人分）

Ⓐ
- 合いびき肉……… 80g
- 玉ネギ（ざく切り）… 80g
- サラダ油…… 小さじ2
- 水……………… 100㎖
- スープの素 ……… 小さじ1/2
- 塩………………… 少々

Ⓐ
- 酒…………… 大さじ2
- ソフティア… 小さじ1強

Ⓑ
- ブロッコリー…… 50g
- 水……………… 50㎖
- スープの素 ……… 小さじ1/4
- ソフティア… 小さじ1弱

Ⓒ
- ジャガイモ……… 50g
- 水……………… 50㎖
- スープの素 ……… 小さじ1/4
- ソフティア ……… 小さじ1

《ソース》
- とんかつソース ……… 小さじ1
- ケチャップ… 小さじ1

■作り方

❶ フライパンにサラダ油を入れ、玉ネギ、ひき肉を炒め、水、スープの素、塩、酒を入れ、加熱し、熱いうちにソフティアを入れ、ブレンダーにかけ、よくかき混ぜ、形成し、冷やし固める。

❷ ブロッコリー、ジャガイモはそれぞれ水とスープの素を入れ、加熱し、熱いうちにソフティアを入れブレンダーにかけ、よくかき混ぜ、形成し、冷やし固める。

❸ ハンバーグ、ブロッコリー、ジャガイモを盛り、ソースをかける。

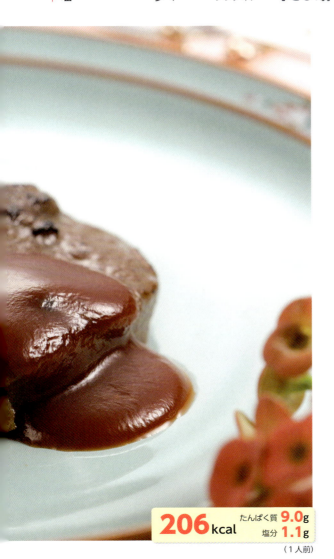

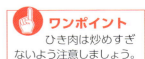

206 kcal　たんぱく質 9.0g　塩分 1.1g（1人前）

難易度

👆 ワンポイント
ひき肉は炒めすぎないよう注意しましょう。

主菜 あきらめがちな根菜類を美味しく
筑前煮

懐かしくてほっこりさせてくれる煮物。普段のおかずとして、具材はすべてそろわなくても、その場にある材料で気軽に作りましょう。残った煮汁をからめると味わい深くなります。

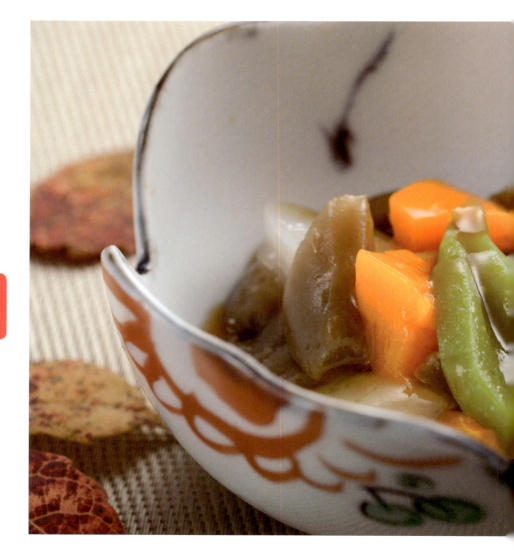

■材料（2人分）

《煮汁》
- だし汁……………300㎖
- 砂糖……………大さじ1
- しょうゆ……大さじ1½
- みりん…………大さじ1
- 鶏もも肉……………50g
- サラダ油………小さじ1

- 煮汁……………60㎖
- ソフティア…小さじ1/2
- 大根（イチョウ切り）……………50g
- 煮汁……………20㎖
- ソフティア…小さじ1/2

- ニンジン（イチョウ切り）……………50g
- 煮汁……………70㎖
- ソフティア…小さじ1弱
- インゲン（輪切り）……………50g
- 煮汁……………60㎖
- ソフティア…小さじ1/2
- ゴボウ（輪切り）……………50g
- 煮汁……………90㎖
- ソフティア……小さじ1弱

■作り方

❶ フライパンにサラダ油を入れ、鶏もも肉を炒める。
❷ 大根、ニンジン、インゲン、ゴボウは、やわらかく下茹でする。
❸ 鶏もも肉、大根、ニンジン、インゲン、ゴボウ、それぞれ煮汁を入れ加熱し、熱いうちにソフティアを入れ、ブレンダーにかけ、よくかき混ぜ、形成し、冷やし固める。
❹ 器に盛りつける。

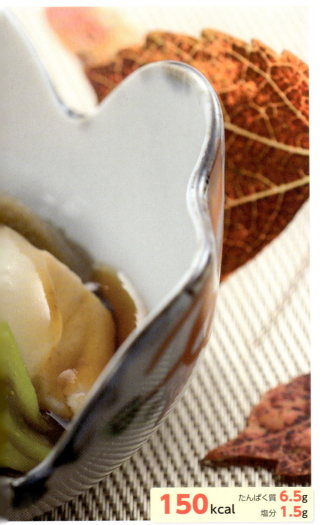

150kcal　たんぱく質 6.5g　塩分 1.5g
（1人前）

難易度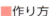

☝ **ワンポイント**
ゴボウの香りを残すため、水にさらさずに煮ます。

主菜 しっとりとした仕上がり

ロールキャベツ

年中店先に並ぶキャベツが、一度にたくさん食べられます。コンソメスープ味が優しい旨みを引き出します。手間がかかる分、完成度が高い仕上がりになります。キャベツは胃腸を元気にしてくれます。

難易度

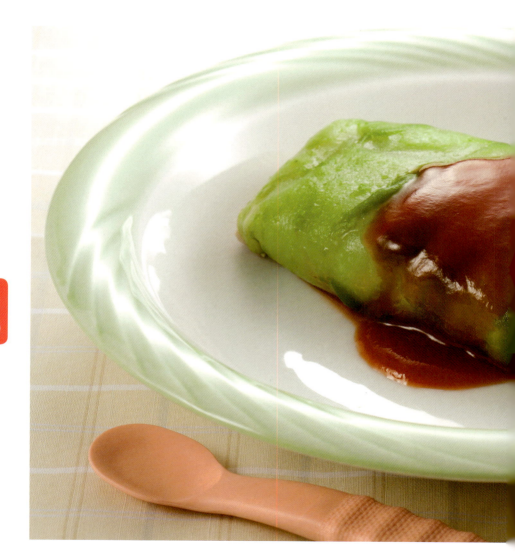

■材料（2個分）

- 豚肩ロース（薄切り） ………… 50g
- 水 ………… 50㎖
- スープの素 ………… 小さじ1/2
- ソフティア ………… 小さじ1/2
- キャベツ ………… 80g
- 水 ………… 50㎖
- スープの素 ………… 小さじ1/2
- ソフティア ………… 小さじ2/3強
- ケチャップ … 大さじ2

■作り方

1. 鍋にキャベツと水、スープの素を入れ、加熱し、熱いうちにソフティアを入れ、ブレンダーにかけ、よくかき混ぜ、クッキングシートに広げ、冷やし固める。
2. 熱湯をかけてあく抜きした豚肉と水、スープの素を入れ、加熱し、熱いうちにソフティアを入れ、ブレンダーにかけ、よくかき混ぜ、粗熱をとる。
3. ①のキャベツの上に、②を乗せ、ロール状に巻き、冷やし固める。
4. 器に盛り、ケチャップをかける。

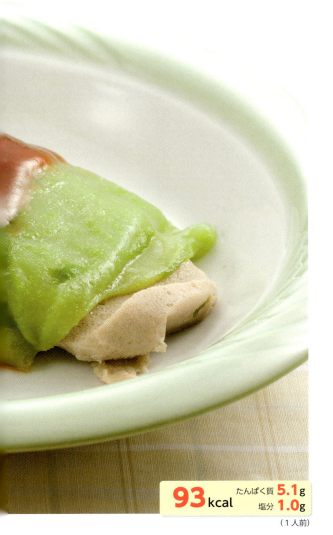

93 kcal たんぱく質 **5.1g** 塩分 **1.0g** （1人前）

ワンポイント
キャベツを広げるクッキングシートに、あらかじめシワを作っておくと、キャベツの葉のように固まります。豚肉は煮すぎると身がかたくなるので弱火で煮ます。

難易度

主菜 家族みんなのおなじみの味
すき焼き

一家団らんおなじみの料理です。おかずを残しがちな人でも色々な形で不足しがちな栄養素が入り、彩りよく盛り付けすることで食欲が増すことでしょう。

難易度

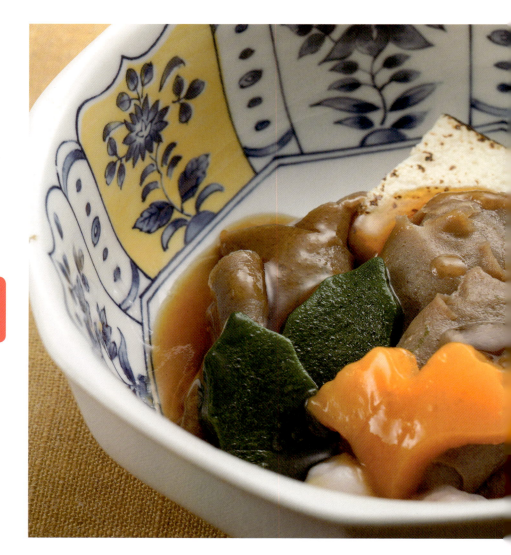

■材料（2人分）

牛肉もも肉	50g	
玉ねぎ	20g	
サラダ油	小さじ1	
Ⓐ	だし汁	50mℓ
	砂糖	小さじ1/2
	しょうゆ	小さじ1
	みりん	小さじ1/2
Ⓐ	ソフティア	小さじ1/2
	春菊（下茹でする）	40g
Ⓑ	だし汁	20mℓ
	ソフティア	小さじ1/4強
Ⓒ	麩（分量外の水でふやかしておく）	10g
	だし汁	20mℓ
	ソフティア	小さじ1/4
Ⓓ	絹ごし豆腐	40g
	だし汁	15mℓ
	ソフティア	小さじ1/3
Ⓔ	ニンジン（下茹でする）	40g
	だし汁	20mℓ
	砂糖	小さじ1
	みりん	小さじ1
	しょうゆ	小さじ1
	ソフティア	小さじ1弱
つるりんこ	適宜	

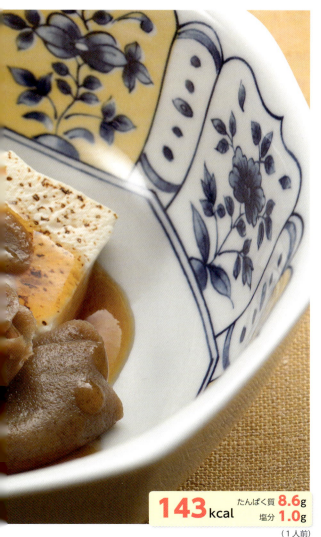

■作り方

❶ フライパンにサラダ油を入れ、牛肉と玉ねぎを炒め、Ⓐの煮汁を入れ煮る。※煮汁を残しておく

❷ 春菊、麩、絹ごし豆腐は別々の鍋でだし汁を入れ煮る。

❸ 茹でたニンジンはⒺで煮る。

❹ ①②③が煮えたら、それぞれ熱いうちにソフティアを入れブレンダーにかけ、よくかき混ぜ、形成し、冷やし固める。

❺ 器に盛り、残った煮汁につるりんこを入れとろみをつけてかける。

難易度

☞ **ワンポイント**
バーナーがあれば豆腐に焼き目をつけます。

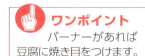

143 kcal　たんぱく質 8.6g　塩分 1.0g
（1人前）

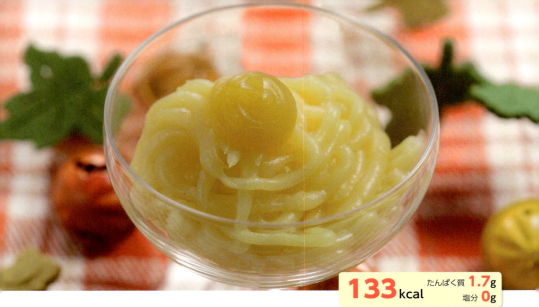

133 kcal たんぱく質 1.7g 塩分 0g
（1人前）

デザート

さつまいもがおもてなしスイーツに
モンブラン

加熱して甘味が増したさつまいもと、効率よくエネルギー補給ができる栗を合わせました。コク、香り、甘み、食感が喜ばれるスィーツです。プレゼントやクリスマス用のお菓子にも適しています。

難易度

■材料（2人分）

サツマイモ（皮なし）… 40g
栗甘露煮……………… 20g
牛乳…………………… 60㎖
砂糖……………… 大さじ1
ソフティア…… 小さじ2/3
ホイップクリーム…… 適宜
栗の甘露煮ゼリー…… 適宜
《栗の甘露煮ゼリー》
栗甘露煮……………… 20g
甘露煮の蜜………… 20㎖
ソフティア…… 小さじ1/3

■作り方

❶鍋にサツマイモと栗甘露煮と牛乳、砂糖を入れ、やわらかく煮る。
❷熱いうちにソフティアを入れ、ブレンダーにかけ、粗熱をとる。
❸モンブラン口金をつけた絞り袋に入れ、絞りだし、冷やし固める。
❹お好みで、ホイップクリームや栗の甘露煮ゼリーを乗せる。
❺栗の甘露煮と蜜を加熱し、熱いうちにソフティアを入れ、ブレンダーにかけ、クッキングシートにスプーンですくって、冷やし固める。

ワンポイント
粗熱をとってから絞り出した方が良いでしょう。

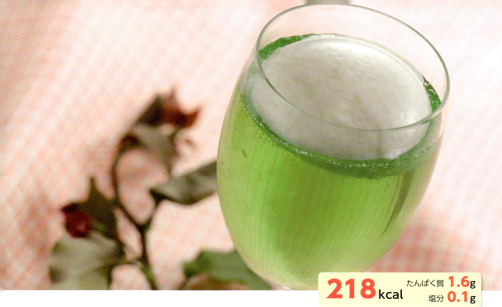

218 kcal たんぱく質 **1.6g** 塩分 **0.1g**
（1人前）

デザート 楽しく元気になる
クリームソーダ

メロン風味の爽やかな色合いが目を引き、シュワッとした爽快な飲み心地です。炭酸は軽めで、甘くてすっきりと喉ごし良く、冷やしてお召し上がり下さい。

■材料（1人分）

- 牛乳……………… 40mℓ
- 生クリーム…… 大さじ1
- 砂糖………… 大さじ1
- ソフティア
     ……… 小さじ1/3強
- サイダー………… 160mℓ
- 氷みつ………… 小さじ2
- ソフティア…… 小さじ1

■作り方

❶ 牛乳、生クリーム、砂糖を加熱し、ソフティアを入れ、冷やし丸く固める。
❷ 鍋にサイダーと氷みつの半量を入れ、加熱し、ソフティアを入れ、よくかき混ぜる。
❸ 残りのサイダーと氷みつを②に混ぜ、ガラスの器に入れ、冷やし固める。
❹ ③の上に①をのせる。

難易度

お得なお試しセットで、
栄養サポート食品の魅力をご体験ください!

アレコレ試そう、おいしそう!
【8アイテム・13種・13個】

栄養サポートお試しセット

1,000円
（税込・お試しセット特別価格）

送料・手数料無料！

ご家族様1セット限り

内容量
- ブイ・クレス※
- ブイ・クレスCP10
- ブイ・クレスゼリー※（カップタイプ）
- ブイ・クレスCP10ゼリー
- プロッカZn※
- アイオールソフト120
- アイオールソフト用ソース※
- はい！ババロア

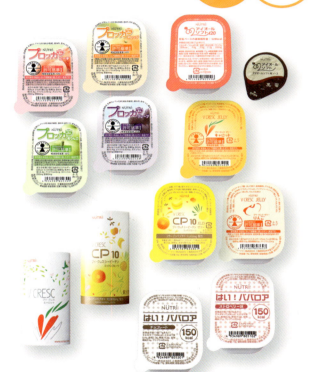
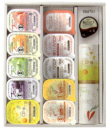

※お味はお選びいただけません。
※予告なくセット内容を変更する場合がございます。予めご了承ください。

ニュートリー株式会社 通信販売係　http://www.nutri-shop
愛知県名古屋市中区丸の内3-20-2 第17KTビル3F 〒460-00

郵 便 は が き

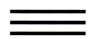

料金受取人払郵便

差出有効期間
平成31年1月
31日まで

4 6 0 - 8 7 9 0

4 1 8

名古屋市中区丸の内3-20-2
第17KTビル3F

ニュートリー 株式会社
通信販売係　行

||||||||||·|||||||·|||||||||·|||||||||·||·|||||||·|||||||||·|||||·||||||||·||·||||

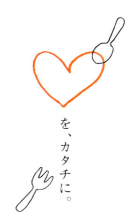

を、カタチに。

2017年2月作成 ASP 55_0103

フリガナ		電話番号	
氏名			

住所	〒

お支払い方法	**代金引換** 商品お届けの際にお支払い ※クレジットカード払いは、お電話かホームページにて承ります。 ※お申し込み者とお届け先が異なる場合は、お電話かホームページでご注文ください。

お届け日・お届け時間帯

ご希望の配達時間帯に○をご記入ください。　●1週間以上先の日をご指定ください。
ご指定のない場合、通常ご注文受付後、1〜4営業日の間に発送させていただきます。
□時間帯のみの指定も承ります／□土・日祝日配達可能です／※地域によってはご指定いただけない場合もございます

		午前中	12:00〜14:00
		14:00〜16:00	16:00〜18:00
月	日	18:00〜20:00	20:00〜21:00

栄養サポートお試しセット

ご注文をご希望の方は○をつけてください。

内容量　●ブイ・クレス※●ブイ・クレスCP10●ブイ・クレスゼリー（カップタイプ）●ブイ・クレスCP10ゼリー●ブロッカZn※●アイオールソフト120●アイオールソフト用ソース※●はい！ババロア
※お味はお選びいただけません。

送料・手数料無料！　ご家族様1セット限り

特別価格 **1,000円**（税込）

嚥下サポート食トライアルセット

ご注文をご希望の方は○をつけてください。

内容量　●ブロッカZn※●ブイ・クレスゼリー（カップタイプ）※●ブイ・クレスCP10ゼリー●アイソトニックゼリー150mL●アイオールソフト120●アイオールソフト用ソース※●ソフティアS 3g●ソフティアG 1.5g●ソフティアU 3g●ソフティアiG 5g●ソフティアENS 7g
※お味はお選びいただけません。

送料・手数料無料！　ご家族様1セット限り

特別価格 **1,000円**（税込）

予告なくセット内容を変更する場合がございます。予めご了承ください。

お得なトライアルセットで、
飲み込む喜びをご実感ください！

「もっと早く知ってればよかった！」のお声がたくさん
【11アイテム・16種類・23個】

嚥下サポート食トライアルセット

1,000円
（税込・トライアルセット特別価格）

送料・手数料無料！

ご家族様1セット限り

内容量
- プロッカZn ※
- ブイ・クレスゼリー（カップタイプ）※
- ブイ・クレスCP10ゼリー
- アイソトニックゼリー150mL
- アイオールソフト120
- アイオールソフト用ソース ※
- ソフティアS 3g
- ソフティアG 1.5g
- ソフティアU 3g
- ソフティアiG 5g
- ソフティアENS 7g

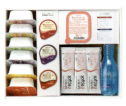
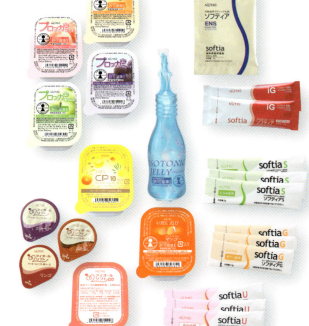

※お味はお選びいただけません。
※予告なくセット内容を変更する場合がございます。予めご了承ください。

0120-200-181　FAX 0120-219-015

受付時間9:00〜19:00（土・日・祝日を除く平日にご利用いただけます）

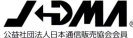

公益社団法人日本通信販売協会会員

2017年2月作成　55_0104

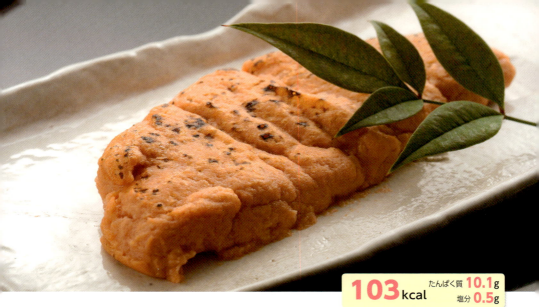

103 kcal たんぱく質 **10.1 g** 塩分 **0.5 g**
（1人前）

主菜

消化吸収がよい良質のたんぱく質

鮭の塩焼き

魚の身は上手く焼かないとパサパサになります。惣菜を使うなら、しっとり、ふっくらとしたものを選びましょう。塩味が引き出す焼き魚の身の持つほんのりとした甘みが楽しめます。

惣菜利用

■材料（1人分）

鮭の塩焼き（惣菜）
　……………　1切れ（80g）
だし汁………………… 70㎖
ソフティア…… 小さじ1弱

■作り方

❶ 鮭の皮、骨はとり、鍋に袋に残っている汁とだし汁を入れ、加熱し、熱いうちにソフティアを入れ、ブレンダーにかけ、よくかき混ぜ、クッキングシートの上に形成し、冷やし固める。

 ワンポイント

　ブレンダーにかける際、油やマヨネーズを加えるとなめらかな仕上がりになります。
※バーナーがあれば、固めた鮭に焼き色をつけましょう。

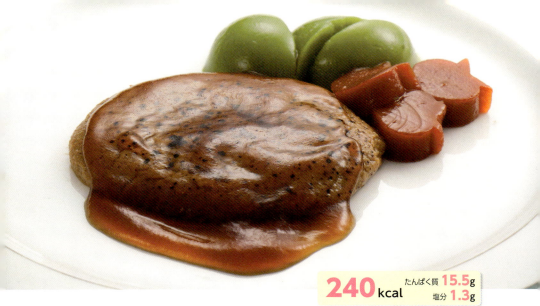

240 kcal　たんぱく質 **15.5g**　塩分 **1.3g**
（1人前）

主菜 手軽に風味豊かな柔らか煮込み

デミグラスハンバーグ

風味豊かなデミグラスソースたっぷりの柔らか煮込みです。惣菜ハンバーグは肉質も、ソースの濃さもさまざま。好みに合ったものを購入しましょう。

■材料（1人分）

A
- ハンバーグ（惣菜）………… 1個分（100g）
- 水……………………60㎖
- ソフティア………… 小さじ1/2強

《付け合せ》P53参照
- ブロッコリー………50ｇ
- 水………………………50㎖
- スープの素… 小さじ1/4
- ソフティア… 小さじ1弱

■作り方

❶ 鍋にハンバーグと水を入れ、加熱し、熱いうちにソフティアを入れ、ブレンダーにかけ、よくかき混ぜ、クッキングシートの上に形成し、冷やし固める。

❷ 袋に残っているソースをかける。

惣菜利用

ワンポイント
袋に残ったソースをかけると、ソースを作る手間が省けます。サラサラしているものはとろみをつけましょう。

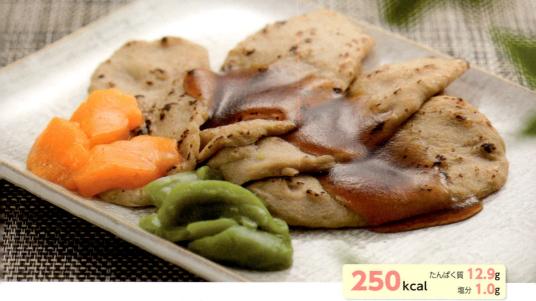

250 kcal　たんぱく質 12.9g　塩分 1.0g
（1人前）

主菜　タレの味がお肉になじむ

豚ロース生姜焼き

ご飯との相性がよい、食べごたえのある「豚の生姜焼き」惣菜を使います。生姜ダレがほのかに香り、柔らかいお肉と少し甘めの味付けです。メインの料理にしては低糖質です。

惣菜利用

■材料（1袋分）

A
- 豚ロース生姜焼き（惣菜）……… 1袋（140g）
- 水……………… 50㎖
- ソフティア… 小さじ1弱

《付け合せ》
P34参照
- ニンジン……………… 50g
- 水……………… 大さじ2
- ソフティア… 小さじ1/2

P57参照
- キャベツ……………… 40g
- 水……………… 25㎖
- スープの素（顆粒）……… 小さじ1/4
- ソフティア… 小さじ1/3

■作り方

① 鍋に生姜焼きの肉と水を入れ、加熱し、熱いうちにソフティアを入れ、ブレンダーにかけ、よくかき混ぜ、クッキングシートの上で形成し、冷やし固める。

② 残っているタレをかける。

 ワンポイント

　タレが残っていなくても、しっかりと味がついているため、美味しく食べることができます。サラサラしたものにはとろみをつけます。
※バーナーがあれば、固めた豚肉に焼き色をつけましょう。

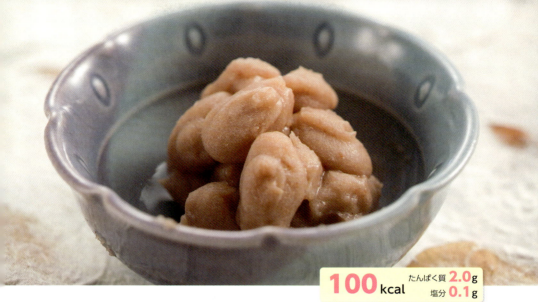

100 kcal たんぱく質 **2.0**g 塩分 **0.1**g
(1人前)

副菜

懐かしくてほっこり
金時豆

懐かしく甘くて柔らかい、ほくほく金時豆で、素材の持ち味も生かします。主成分は糖質とたんぱく質です。常備菜として、おやつとして、食事のアクセントに活用できます。

■材料（1人分）

金時豆（市販煮豆）…… 40g
水……………………… 40mℓ
ソフティア… 小さじ1/2強

■作り方

❶ 鍋に金時豆と水を入れ豆を潰しながら加熱する。
❷ 熱いうちにソフティアを入れブレンダーにかけ、よくかき混ぜ、絞り袋に入れ、クッキングシートに豆状に丸く絞りだし、冷やし固める。

惣菜利用

在宅 通信販売 HEALTH CARE FOOD
Healthy Network

病院で使われている医療・介護用食品をご家庭にお届けしています。

- ☑ 噛むこと、飲み込むことが苦手な方に
- ☑ 飲食時によくむせる方に
- ☑ 食の細い方に

はつらつ食品カタログには、やわらかさの程度や形別に分類されたおかずやデザート、とろみ調整食品や濃厚流動食品が掲載されています。また、栄養指導で役立つコラムも多数ご紹介しています！

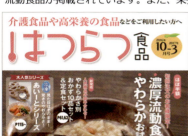

1,300以上の商品を掲載！

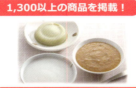
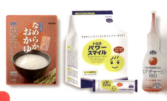

お役立ち情報満載のコラム

▼『嚥下調整食分類2013』と対応する他介護食品の分類を一覧でご紹介

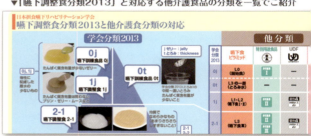

↓ 病態別に各種カタログもご用意しています

- ☑ たんぱく質制限が必要な方に

たんぱく質調整された冷凍おかずセット、冷凍惣菜、レトルトごはん・おかずなどが掲載されています。

- ☑ エネルギー制限が必要な方に

エネルギー調整された冷凍おかずセット、レトルトおかず、低カロリーのおやつなどが掲載されています。

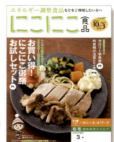

カタログのご請求・お問い合わせは

 株式会社ヘルシーネットワーク

受付時間 月～土 9:00～17:00
(日・祝日は休業日となります)

〒191-0024 東京都日野市万願寺1-34-3

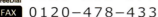
0120 FreeDial 0120-236-977
FAX 0120-478-433

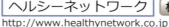 ヘルシーネットワーク 検索
http://www.healthynetwork.co.jp

 スマホでのアクセスはこちら ▶

ポリ袋を使った
介護食の作り方

ポリ袋を使った介護食の作り方

最小限の道具で調理する

災害時など電気・ガス・水道が止まり炊飯器・ガステーブル・ＩＨ・冷蔵庫が使えなくても、鍋とポリ袋、そしてカセットコンロや七輪などお湯を沸かす道具があれば、温かいご飯や煮物など、多種類の料理を食べることができます。ポリ袋を食器代わりにすれば、洗い物も減らせます。

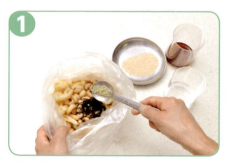

ポリ袋にあらかじめ計った量の食材や調味料をすべて入れます。

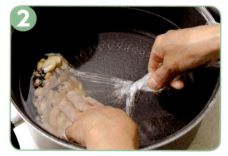

水を張った鍋などに袋を沈めて空気を抜きます。

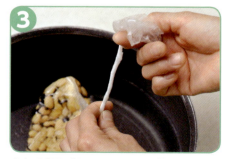

空気が再び入らないよう袋を閉じたまま、もう一方の手で袋の口をくるくるとねじり、ひも状にします。

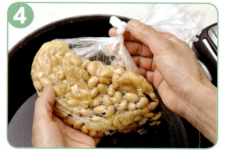

ひも状になった袋の口をほどけやすい固結びにしたら準備完了です。

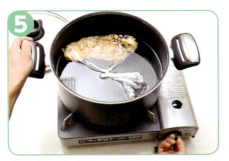
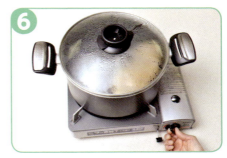

水を張った鍋に、仕込みを終えたポリ袋を入れて加熱する。ふたをすれば沸騰しやすい。

沸騰したら吹きこぼれないよう、火を弱める。

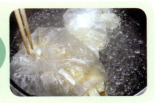

ゆでている間に袋が膨らんでくることがありますが、温められた空気が膨張しただけで、調理に問題はありません。

ここがポイント

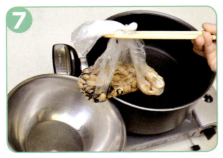
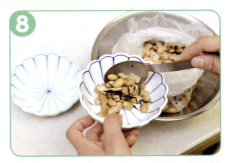

ゆで終えたら、菜ばしやトングで袋を取り上げる。お湯は汚れていないので使い回せる。

結び目をほどき、中身を器に盛り付ける。器がなければ袋をお皿代わりにして食べてもよい。

食材が袋ごとに分けられるので1つの鍋で何品も同時に調理できます。

ここがポイント

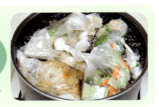

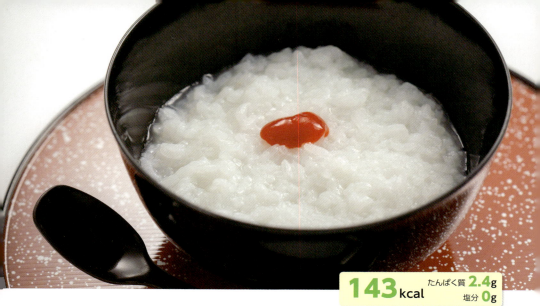

143kcal　たんぱく質 **2.4**g　塩分 **0**g
（1人前）

主食 食べやすく、おなかにやさしい主食です
全粥ゼリー

お米をじっくり煮て炊き上げるお粥は、改めて食べると味わい深く感じます。消化吸収が良く、身体を温めてくれます。食欲のない時、胃腸が弱った時などは特にお勧めです。

■材料（1人分）

- 無洗米……………… 40g
- ソフティア…… 小さじ2/3
- 水………………… 200ml

■作り方

① ポリ袋に米とソフティアを入れ、よくなじませてから、水を入れる。
② 水を張った鍋に沈めて空気を抜き、袋の口を結んで30分浸水する。
③ 沸騰後20分で火を止め、10分蒸らす。
④ ③を取り出し、米粒をつぶさないように、優しく混ぜる。

ワンポイント

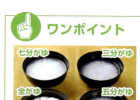

七分がゆ
米1：水7
- 米（無洗米）………… 30g
- 水……… 200ml
- ソフティア… 小さじ2/3

五分がゆ
米1：水10
- 米（無洗米）………… 20g
- 水……… 200ml
- ソフティア… 小さじ2/3

三分がゆ
米1：水20
- 米（無洗米）………… 10g
- 水……… 200ml
- ソフティア… 小さじ2/3

ポリ袋を使った介護食

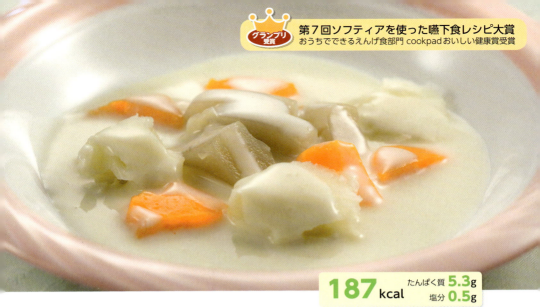

グランプリ受賞 第7回ソフティアを使った嚥下食レシピ大賞
おうちでできるえんげ食部門 cookpadおいしい健康賞受賞

187 kcal たんぱく質 **5.3g** 塩分 **0.5g**
（1人前）

副菜 食物繊維がたっぷり

さつまいもシチュー

身体を温める働きのある根菜類と、常備菜を利用しての一品です。ルーの変わりに無調整豆乳と米粉でとろみがプラスされます。甘さのあるさつまいもが主役なので食べやすいシチューです。

■材料（1人分）

Ⓐ
- サツマイモ（イチョウ切り） …………… 80g
- 玉ネギ（薄切り）…… 30g
- ソフティア…… 小さじ1
- 水……………… 大さじ2

Ⓑ
- ニンジン（イチョウ切り） ……………… 30g
- ソフティア… 小さじ1/3
- 重曹………………… 少々
- 水……………… 大さじ2

Ⓒ
- 無調整豆乳……… 100ml
- スープの素… 小さじ1/4
- 米粉………… 小さじ1
- 塩、コショウ ……… 少々
- つるりんこ………… 少々

■作り方

❶ ポリ袋に材料Ⓐサツマイモ、玉ネギを入れ、ソフティアをよくなじませてから、水を入れる。

❷ ポリ袋に材料Ⓑニンジンと重曹を入れ、ソフティアをよくなじませてから、水を入れる。

❸ ポリ袋に材料Ⓒの米粉、塩、コショウ、つるりんこをよくなじませてから、無調整豆乳とスープの素を入れ、Ⓐ、Ⓑ、Ⓒのポリ袋を水を張った鍋に沈めて空気を抜き、袋の口を結んで火にかける。

❹ 沸騰したら、Ⓒは取り出し、ⒶとⒷは沸騰後40分で取り出し袋ごと潰す。

❺ ⒶとⒷは袋のまま冷まし、固まったら一口大に切り、器に入れる。

❻ Ⓒに塩、コショウを振り❺に注ぐ。

ポリ袋を使った介護食

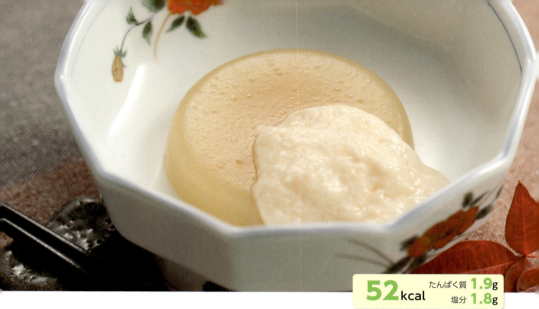

52kcal たんぱく質 **1.9**g 塩分 **1.8**g
（1人前）

副菜

さっと作れる田楽みそで
大根の田楽

「おでん」は大変だけど大根は食べたい！たまに食べたくなる料理です。そんな時には、簡単に作れる味わい深い田楽みそが便利です。好きな野菜を田楽みそにつけておいしく、たくさん食べて下さい。

■材料（1人分）

A
- 大根（1cm輪切り）………… 100g
- ソフティア…… 小さじ1
- 昆布茶……… 小さじ1/4
- てんさい糖…… 小さじ1
- しょうゆ…… 小さじ1/2
- 水…………… 50ml

《田楽味噌　2人分》

B
- 味噌………… 大さじ1
- てんさい糖… 小さじ1/2
- 水…………… 大さじ1
- つるりんこ………… 少々

■作り方

1. ポリ袋に皮を厚めにむいた大根とソフティアをよくなじませてから、昆布茶、てんさい糖、しょうゆ、水を入れる。
2. 別のポリ袋にBを入れ、A、Bを水を張った鍋に沈めて空気を抜き、袋の口を結んで火にかける。
3. 沸騰後40分で火を止め、10分蒸らす。
4. ③を取り出し、袋ごと押しつぶし、丸い型に入れ冷やし固める。
5. 固まったら器に盛り、田楽味噌をかける。

☝ **ワンポイント**
大根の繊維が気になるようなら重曹を少し加えてください。押しつぶす時にすりこ木などを使うと簡単につぶせます。

ポリ袋を使った介護食

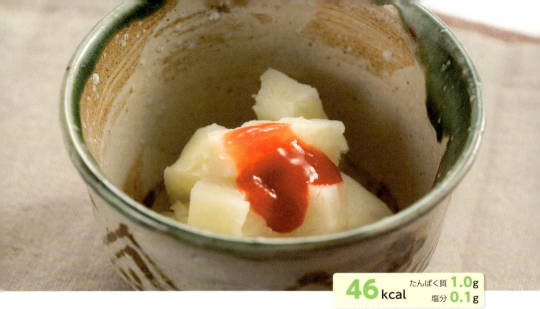

46 kcal　たんぱく質 1.0g　塩分 0.1g
（1人前）

副菜

梅干しの酸味がさっぱり

じゃがいもの梅肉和え

じゃがいもに梅肉ソースをからめた簡単メニューです。程よい酸味が後を引く美味しさです。梅干しに含まれるクエン酸が胃酸の分泌を良くして食欲を刺激します。

■材料（2人分）

A
- ジャガイモ（イチョウ切り） …………… 120g
- ソフティア…… 小さじ1
- 水……………… 150ml

B
- 梅肉（果肉）……… 1個分
- しょうゆ………… 少々

■作り方

❶ ポリ袋にジャガイモを入れ、ソフティアをよくなじませてから、水を入れる。

❷ 水を張った鍋に沈めて空気を抜き、袋の口を結んで火にかける。

❸ 沸騰後40分で取り出し、袋ごと押しつぶし、形を整え冷やし固める。

❹ 棒状に切り、器にいれ、梅肉としょうゆで和える。

ワンポイント

ジャガイモの水気を軽くとっておくとソフティアがなじみやすくなります。

ポリ袋を使った介護食

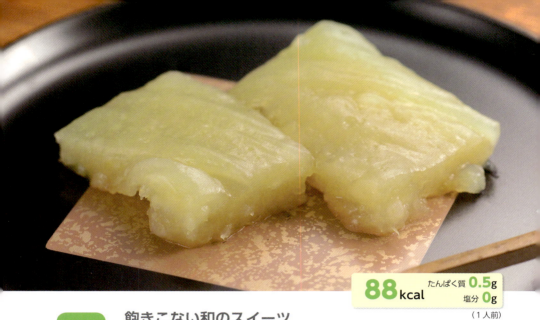

88 kcal たんぱく質 **0.5g** 塩分 **0g**
（1人前）

デザート
飽きこない和のスイーツ
芋羊かん

素朴で自然な甘みを生かしているので、飽きのこないしっとりとした味です。生活に彩りを添えるおやつとして、主食をあまり食べない方にもお勧めです。

■材料（4人分）

サツマイモ（イチョウ切り）	150g
ソフティア	小さじ1強
てんさい糖	40g
水	150ml

■作り方

❶ ポリ袋にサツマイモとソフティアを入れ、よくなじませてから、てんさい糖と水を入れる。
❷ 水を張った鍋に沈めて空気を抜き、袋の口を結んで火にかける。
❸ 沸騰後40分で取り出し、袋のまま押しつぶし、形を整え冷やし固める。
❹ 固まったら切り分ける。

ポリ袋を使った介護食

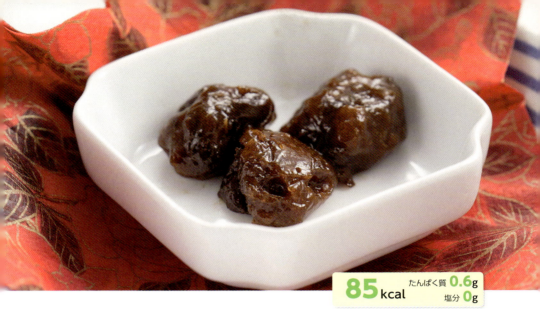

| 85 kcal | たんぱく質 0.6g |
| | 塩分 0g |

(1人前)

デザート

鉄分豊富なデザート
プルーンの紅茶煮

プルーンはミネラル、ビタミンをバランスよく含み、鉄分も多く貧血予防に効果的な健康フルーツです。紅茶で煮ることで風味がさらに豊になり、シナモンスティックを入れると本格的な味になります。

■材料（12個分）

ドライプルーン（種無し）
　………………… 12個
ソフティア…… 小さじ1強
てんさい糖………… 30g
紅茶ティーパック…… 1袋
水………………… 50ml

■作り方

❶ポリ袋にドライプルーンとソフティアを入れ、よくなじませてから、てんさい糖、紅茶ティーパック、水を入れる。
❷水を張った鍋に沈めて空気を抜き、袋の口を結んで火にかける。
❸沸騰後40分で取り出し、袋から紅茶ティーパックを除き、袋の上から押しつぶし、棒状にして冷やし固める。
❹12個に切って丸め、盛り付ける。

> **ワンポイント**
> すりこぎなどを使ってよくつぶすと、仕上がりが滑らかになります。

ポリ袋を使った介護食

医療現場の声から生まれた とろみ調整食品

トロミの質の向上とはやさを実現！

とろみ調整食品

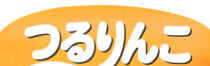
Quickly

3g×50本 / 300g / 800g / 2kg

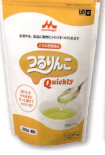
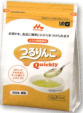
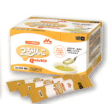
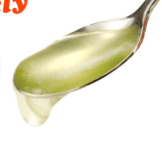

とろみ調整食品

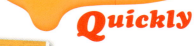
Powerful

2g×50本 / 600g / 1.5kg

サッと溶けて少量でトロミづけ！

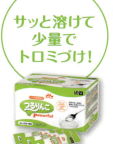
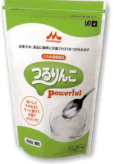

とろみ調整食品

つるりんこ 牛乳・流動食用

3g×50本 / 800g

牛乳や流動食にすばやくトロミ！

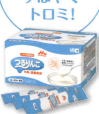
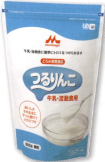

他にもおいしく栄養が摂れる豊富なラインアップが揃っています。資料・サンプル等のご請求はお気軽に。

http://www.clinico.co.jp　クリニコ 検索　0120-52-0050

森永乳業グループ病態栄養 株式会社クリニコ

Dr. 長谷からの伝言板

噛む力を鍛えて、食事を楽しむ

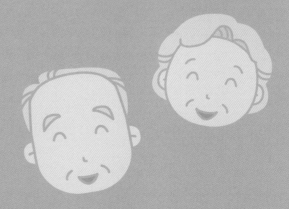

かむかむチェックシート

公立能登総合病院 歯科口腔外科 部長 長谷 剛志

噛む回数	米・麺・パン類	肉料理	魚料理
～10回	□ 粥　　　　　　　5回 □ お茶漬け　　　　7回 □ カレーライス　　10回		□ 煮魚　　　　　1

粥やお茶漬けは噛まなくても簡単に飲み込めますが、口の中でばらけやすいです。飲み込む力が低下している場合、ゆっくり食べるよう意識しないと誤嚥しやすいので注意しましょう。

噛む回数	米・麺・パン類	肉料理	魚料理
～20回	□ そば　　　　　　12回 □ スパゲティー　　12回 □ うどん　　　　　13回 □ ラーメン　　　　13回 □ 焼きそば　　　　14回 □ お好み焼き　　　15回 □ そうめん　　　　16回 □ ハンバーガー　　16回 □ 餅　　　　　　　19回 □ 白米　　　　　　20回	□ ハンバーグ　　14回 □ ウィンナー　　16回 □ ミートボール　17回	□ エビ（刺身）　　1 □ 鮭（ムニエル）　1 □ つみれ　　　　1 □ 焼き魚　　　　1 □ 赤身魚（刺身）　1 □ うなぎ（蒲焼）　1 □ かまぼこ　　　1
～30回	□ サンドイッチ　　25回 □ 五穀米　　　　　26回 □ トースト　　　　27回 □ チャーハン　　　28回 □ ピザ　　　　　　28回	□ 餃子　　　　　22回 □ 牛肉コロッケ　23回 □ シュウマイ　　23回 □ ローストビーフ　24回 □ 焼き鳥　　　　25回 □ ハム　　　　　26回 □ すき焼き（牛肉）27回 □ メンチカツ　　27回 □ ベーコン　　　28回	□ 白身魚（刺身）　2 □ ちくわ　　　　2 □ アジフライ　　2 □ 魚肉ソーセージ　2 □ イカ（刺身）　　3
～40回	□ コーンフレーク（牛乳入）36回	□ 焼肉（豚）　　31回 □ ビーフステーキ　31回 □ 焼肉（牛）　　32回 □ とんかつ　　　33回 □ から揚げ（鶏）　34回	□ 干物　　　　　3 □ エビフライ　　3 □ タコ（刺身）　　3 □ イカリング揚げ　3

毎日の食卓には噛む回数が30回以上必要となる食品を一品以上は取り入れるよう心がけましょう。

噛む回数	米・麺・パン類	肉料理	魚料理
41回～	□ フランスパン　　51回	□ ビーフジャーキー　44回	□ 煮干し □ するめ

20代の男女50名（28本以上歯がある）の一口量あたりの噛む回数（平均）を一覧にしました。
ふだん食べている食事を把握し、表記回数より多く噛むように心掛けましょう！

卵料理

食品	回数
茶碗蒸し	2回
温泉卵	6回

茶碗蒸し、温泉卵、ヨーグルト、プリン、ゼリー、メロン、いちご、もも、みかんなどは、口当たりよく、食欲が低下していたり、噛む力が衰えている方でも比較的簡単に食べられます。

食品	回数
だし巻き卵	14回
スクランブルエッグ	14回
オムレツ	16回
目玉焼き	17回
ゆで卵	18回

噛む回数が20回未満の食品を食べることが多い方は噛む回数が少なくなりがちで早食い傾向にあるため注意しましょう。

豆・芋料理

食品	回数
冷奴	11回
枝豆	14回
おから	14回
里芋 (煮)	16回
じゃがいも (煮)	16回
フライドポテト	19回
アーモンド (素焼き)	19回
高野豆腐	23回
こんにゃく	24回
大学芋	26回
焼き芋	26回
ポテトサラダ	27回
油揚げ	30回
厚揚げ	33回

野菜・海草

食品	回数
大根おろし	10回
風呂吹き大根	12回
ひじき (煮)	14回
焼きなす	14回
にんじん (煮)	14回
もやし (炒め)	16回
ロールキャベツ	17回
とうもろこし (ゆで)	18回
切り干し大根	18回
わかめ (ゆで)	18回
きゅうり (浅漬け)	22回
なす (浅漬け)	23回
かぼちゃ (煮)	23回
なます	24回
オクラ (ゆで)	25回
レタス (生)	27回
れんこん (煮)	30回
たけのこ (煮)	30回
白菜 (浅漬け)	31回
アスパラ (ゆで)	32回
昆布巻き	33回
ぜんまい (煮)	33回
ブロッコリー (ゆで)	34回
キャベツ (生：せん切り)	36回
たくあん	36回
きんぴらごぼう	38回

果物・お菓子

食品	回数
ヨーグルト	2回
プリン	3回
ゼリー	4回
メロン	6回
いちご	8回
もも	8回
みかん	9回
バナナ	13回
ショートケーキ	14回
ポテトチップス	14回
シュークリーム	18回
大福	18回
梨	20回
おはぎ	20回
甘栗	21回
スイカ	22回
羊かん	22回
柿	23回
カステラ	26回
りんご	27回
かりんとう	27回
干し芋	34回
せんべい	40回
おしゃぶり昆布	44回

噛む回数が40回以上の食品は噛む力を鍛える練習に適しています。唾液の量が増えることも期待できます。

一口量は個人差があるため、自分でも噛む回数を測定してみましょう！

食を楽しむ口をつくる！

　本書をご覧いただき、食べやすさを考えて食事を作ることは、とても大切な介護です。一方、おいしく食べるには、年齢を重ねても、あきらめずに健康な口を保つことも大切です。特に、口の3大要素である①歯の数・②唾液の量・③舌の力を維持することが鍵となります！歯の数が多ければ、食べられる品数は増え食べる楽しみも広がります。また、唾液が出ることによって口の中が潤うと、嚙んだ食品を飲み込みやすい塊にしやすく、おいしさもはっきりと感じることができます。さらに、舌によって口から喉へと食品を力強く送り込むことができれば、誤嚥する心配もいりません。

　ところが、年のせいにして口の管理を怠ると、歯は抜け落ち、口は乾燥しやすく、舌の力は弱くなりがちです。このままでは、どれだけおいしい食事を作っても、食べられる品数は限られ、十分に満足のいく食事ができないばかりか心理的な満足度も半減してしまいます。しかも、歯の数が少ないと、よく噛んだつもりでも口の中で食品がバラバラになり誤嚥や窒息の原因となってしまうのです。

　そこで、いつまでもおいしく安全に食べられるように「口のトレーニング」を始めましょう！口は体内に栄養をとり込むために重要な入り口です。寝たきりになる前に、口の機能をしっかり鍛え、心身ともに健康な人生を送りましょう。

　まずは準備運動として「あいうえおストレッチ」（図1）を行います。特に、起床時は顔や口の筋肉が強張っているので朝の洗顔と歯磨きの後に行うのがお勧めです。また、お風呂につかりながら温まったところで行うのも効果的です。次に、「リップタントレーニング」（図2）を行います。これは、唇と舌の筋トレです。やればやるだけ効果があり、「パピプペポ…」を暗記するよう努力すれば認知症の予防にも期待できます。

公立能登総合病院 歯科口腔外科 部長 長谷 剛志

まずは準備運動　あいうえおストレッチ 図1

できるだけゆっくり伸びて広げるイメージで5秒ずつキープしましょう

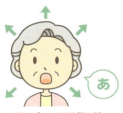

1 顔のパーツを外側に持っていくイメージで目と口を大きく開けます

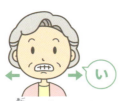

2 顎を上げ、思いっきり口を横に伸ばします（首筋の緊張を意識）

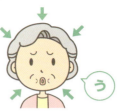

3 顔の中心にパーツを集めるイメージで唇をとがらせます

4 舌を思いっきり前下方向に出すイメージで口を横に開きます

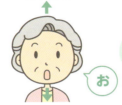

5 目を大きく開け、口を縦に開いて思いっきり上下に伸ばします

起床時は顔やお口の筋肉が強張っているので、朝の洗顔時に行うのがオススメです。2つセットで1日2回以上行ないましょう。

準備ができたら筋トレ　リップタントレーニング 図2

単なる早口言葉ではなく、はっきり・正確に発音するようにしましょう

パ行	タ行	カ行
「パピプペポ」	「タチツテト」	「カキクケコ」
「パピプペペポパポ」	「タテチツテテトタト」	「カケキクケケコカコ」
「ポペプピパ」	「トテツチタ」	「コケクキカ」
「ポペプピパ」	「トテツチタ」	「コケクキカ」
「ポパポペペプピパ」	「トタトテテツチテタ」	「コカコケケクキケカ」
「パピプペポ」	「タチツテト」	「カキクケコ」

お風呂につかりながら行ったり、すき間時間に行うのもよいでしょう。
やればやるだけ効果が期待できます。

あなたの噛む回数は多い？少ない？

　口の機能が低下すると、だんだんと食べやすい食品ばかりを摂取するようになります。すると、ますます口の機能は低下し、知らず知らずのうちに食事の内容に偏りが出てしまうことが心配されます。そこで、歯があれば軟らかいものばかりでなく噛みごたえがある食品を食卓に取り入れることが大切です。よく噛むことにより口の筋トレ効果だけでなく、唾液の分泌が促進され、消化を助けるほか、さまざまな好影響を心身に及ぼします。脳の働きを活発にし、認知症予防にも効果があります。「かむかむチェックシート」（P80-81）を参考に、ふだんよく食べる食品と比較して、平均よりも多く噛むよう心掛けましょう。

おわりに

　「食べること」は、日々の「生活」を支える原動力です。「生活」という言葉には「生きる」と「活きる」という、2つの「いきる」が含まれています。「生きる」が生物学的な寿命（平均寿命）とすれば、「活きる」は元気でいる健康寿命を表すでしょう。「活」という文字の成り立ちは「氵（さんずい）」と「舌」です。つまり、「活」は唾液と舌（口の機能）を表しているといっても過言ではありません。したがって、「活きる」を実践するためには、歯だけではなく、唾液と舌の役割も重要なのです。ただ「生きる」のではなく、口から食べて元気に「活きる」ことを実践しましょう。

お口の健康づくりに、いますぐ始めたい口腔ケア。

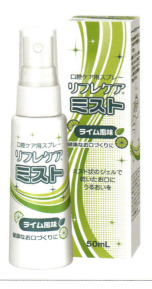

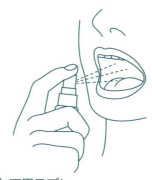

口腔ケア用スプレー
リフレケア ミスト

リフレケアミスト ライム風味
希望小売価格 1,500円（税抜）

口腔化粧品
口腔湿潤ジェル

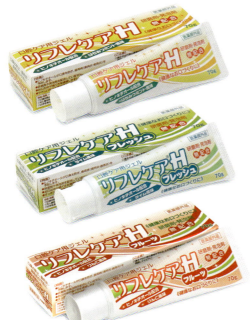

口腔ケア用ジェル
リフレケア H

リフレケアH はちみつミント風味
70g　希望小売価格 2,000円（税抜）

リフレケアH mini はちみつミント風味
20g　希望小売価格 800円（税抜）

口腔ケア用ジェル
リフレケア H フレッシュ

リフレケアH フレッシュ ライム風味
70g　希望小売価格 2,000円（税抜）

リフレケアH mini フレッシュ ライム風味
20g　希望小売価格 800円（税抜）

口腔ケア用ジェル
リフレケア H フルーツ

リフレケアH フルーツ りんご風味
70g　希望小売価格 2,000円（税抜）

リフレケアH mini フルーツ りんご風味
20g　希望小売価格 800円（税抜）

医 薬 部 外 品
口腔ケア用ジェルハミガキ（薬用）

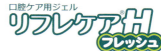

お問い合わせ先：イーエヌ大塚製薬株式会社　0120-11-4327（受付時間：9時から17時 土・日・祝日・弊社休日を除く）

使用方法など、詳しい商品情報満載なウェブサイト　http://www.refre-care.jp/

販売元　イーエヌ大塚製薬株式会社　岩手県花巻市二枚橋第4地割3-5
販売提携先　雪印ビーンスターク株式会社　札幌市東区苗穂町6-1-1
製造販売元　日本ゼトック株式会社　東京都新宿区西新宿1-26-2

あとがき

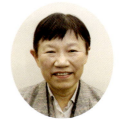

石川県栄養士会長
新澤　祥惠

　日本の将来推計人口（国立社会保障人口問題研究所）によれば、65歳以上の人口が2025年には30.3％になると予想されており、かつてない高齢社会に私達はおかれています。

　年を重ねると、個人差はありますが、多かれ少なかれ、身体の様々な機能の低下を免れることはできません。生命をつなぐために、食事は不可欠ですが、食べる力（食べ物を摂取する機能）も例外ではありません。栄養素の取り入れ方はいろいろな方法が可能になりましたが、やはり、口から美味しく食べることが何より望まれます。「噛む力が弱くなる」「上手く飲み込むことができない」などに対して、どのように料理すれば、安全に食べることができるかが、今、求められています。

　「介護食」というと専門家が取り組むもの、難しいものと考えがちですが、ご家庭などで介護のための食事を準備できるよう、管理栄養士と食に関わる専門職が連携し、

『必ず役立つ介護食』を作ることになりました。

　本会の管理栄養士は、平成24年に出しました、『必ず役立つ震災食』をもとにその普及活動を行って参りましたが、お陰様で、平成28年12月までに約200回に、受講者は5,000人を数えるまでになり、多くの方々に災害時の料理法のみではなく、防災への意識の向上につなげることができたものと思っております。

　このことをふまえ、ご高齢の方々の安全で美味しい食を支えることができるよう、この本をとおし、食に関わる他の専門職の方々とも一緒になることで、活動の幅を拡げていくことができます。さらに、今回は和歌山県の国保野上厚生総合病院、食力の会との連携でより内容の充実した活動も期待できることになりました。

　これまでの活動で紹介してきた「震災食」の一部も介護食にアレンジし、この本に盛り込みました。

　「介護食」というとご高齢の方々のみのものと思われがちですが、若い人が健康を害されたときにも役立つもので、どの年代でも必要になるものです。是非、多くの方々がこの本をもとに「介護食」を身近なものとすることにより、どのような時でも、日々の食事を楽しく豊かなものとすることができるよう願っています。

本書で調理・編集を担当した皆さん

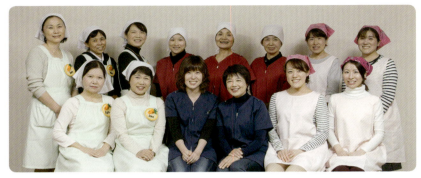

上段左から　石川県栄養士会食育グループなでしこ（管理栄養士）高信雅子・乙川味巧・塩谷さち子／和歌山・国保野上厚生総合病院（調理師）西川ひろみ・松尾由美子・岡本茂子／食力の会（検査技師）森田絹代・食力の会（管理栄養士）江成雅美

下段左から　石川県栄養士会食育グループなでしこ（管理栄養士）坂井恵美子・橋本良子／和歌山・国保野上厚生総合病院（管理栄養士）木村友香子・西谷幸子／食力の会（管理栄養士）前田美紀・高田恵理子

必ず役立つ介護食

2017（平成29）年4月1日　第1版第1刷

監　修　長谷　剛志　公立能登総合病院 歯科口腔外科 部長
　　　　　　　　　　食力の会 代表

編　著　公益社団法人 石川県栄養士会 食育グループ
　　　　〒921-8105　石川県金沢市平和町1-3-1　石川県平和町庁舎3階
　　　　TEL 076-259-5061　FAX 076-259-5062

発　行　北國新聞社
　　　　〒920-8588　石川県金沢市南町2-1
　　　　TEL 076-260-3587（出版局直通）　FAX 076-260-3423
　　　　E-mail syuppan@hokkoku.co.jp　URL http://www.hokkoku.co.jp/

©Ishikawa Dietetic Association 2017.Printed in Japan
ISBN978-4-8330-2097-8

本書の記事・写真・イラストなどを許可なく転載・複製することは禁じます。
落丁・乱丁は、ご面倒ですが、小社出版局宛にお送り下さい。
送料小社負担にてお取り替えいたします。